Andreas Hagen, Michael Entezami
Sonographische Pränataldiagnostik

Frauenärztliche Taschenbücher

Herausgegeben von
Thomas Römer und Andreas D. Ebert

Andreas Hagen, Michael Entezami

Sonographische Pränataldiagnostik

Zweittrimesterscreening

2. Auflage

DE GRUYTER

Dr. Andreas Hagen und **Priv.-Doz. Dr. Michael Entezami**
Zentrum für Pränataldiagnostik-Kudamm-199
Kurfürstendamm 199
10719 Berlin
E-Mail: info@kudamm-199.de

Das Buch enthält 232 Abbildungen.

ISBN: 978-3-11-064712-9
e-ISBN (PDF): 978-3-11-065059-4
e-ISBN (EPUB): 978-3-11-064713-6

Library of Congress Control Number: 2019946872

Bibliografische Information der Deutschen Nationalbibliothek
Die Deutsche Nationalbibliothek verzeichnet diese Publikation in der Deutschen Nationalbibliographie; detaillierte bibliografische Daten sind im Internet über http://dnb.d-nb.de abrufbar.

© 2019 Walter de Gruyter GmbH, Berlin/Boston
Satz/Datenkonvertierung: L42 AG, Berlin
Druck und Bindung: CPI books GmbH, Leck
Umschlagabbildung: 3 Gefäß-Tracheal-Blick im Farbdoppler mit Darstellung einer Arteria lusoria (ARSA: aberrant right subclavian artery)

www.degruyter.com

Vorwort zur 1. Auflage

Der Ultraschall ist das wichtigste und am häufigsten eingesetzte bildgebende Verfahren in der Pränatalmedizin und in den letzten Jahrzehnten zum unverzichtbaren diagnostischen Hilfsmittel geworden. Leider findet dieser Umstand im klinischen Alltag der Ausbildung (zu)wenig Berücksichtigung, zumal durch die zunehmende Arbeitsdichte in der Klinik und die Verlagerung der Pränataldiagnostik in den Bereich der niedergelassenen Ärzte logistische Probleme bei der Ausbildung in der Ultraschalldiagnostik entstehen. Von niedergelassenen Gynäkologen wird aber in der täglichen Praxis erwartet, dass sie Schwangere gemäß den Mutterschaftsrichtlinien und darüber hinaus sonographisch betreuen können, was weitreichende juristische Konsequenzen mit sich bringen kann.

Dass die Erfahrung der Untersucher und das verwendete Ultraschallgerät Einfluss auf die Detektion von zum Teil in der täglichen Praxis sehr selten vorkommenden Fehlbildungen haben, ist leicht nachvollziehbar und führte zu einer Änderung der Mutterschaftsrichtlinien im Jahr 2013. Mit der Einführung des „erweiterten Basis-Ultraschalls" zwischen 18 + 0 und 21 + 6 SSW, der die „systematische Untersuchung der fetalen Morphologie durch einen besonders qualifizierten Untersucher" („IIB-Screening") zum Inhalt hat, wird von den betreffenden Kollegen deutlich mehr Verantwortung übernommen.

Dieses Büchlein wendet sich insbesondere an diese interessierten Kollegen, die die Grundlagen der Ultraschalldiagnostik bereits beherrschen, aber auch an diejenigen der DEGUM-Stufe I und auch Stufe II, die ihre Kenntnisse erweitern und vertiefen wollen. Auf eine Darstellung der Technologie sowie der Grundlagen wurde bewusst verzichtet, gleichfalls kann und soll dieses Buch kein Ersatz für die zahlreich vorhandenen, umfassenden und anschaulichen Lehrbücher zur Pränataldiagnostik sein.

Ziel des Buches soll vielmehr eine kurze Anleitung für die tägliche Praxis sein – mit Darstellung eher häufig auftretender Pathologien – anhand von Textmaterial auf dem aktuellen wissenschaftlichen Stand und Bildmaterial auf dem derzeit verfügbaren technischen Niveau.

Das verwendete Bildmaterial stammt zum überwiegenden Teil aus den letzten fünf Jahren und wurde unter Nutzung modernster Ultraschallgeräte (GE Voluson E8 expert, GE Voluson 730 expert, Philips IU22) erstellt. Die rasante Entwicklung der Ultraschall- Technologie, die im Bereich der Pränatalmedizin keinesfalls beendet ist, kann ein solches Buch aber allenfalls zu einer Momentaufnahme machen und erhebt daher keinen Anspruch auf Vollständigkeit.

Unser Dank gilt Herrn Prof. Dr. Dr. Dr. Ebert für die Anregung zu diesem Buch und Frau Nagl, Frau Pfitzner und Frau Kowalski vom Verlag de Gruyter für die unermüdliche Unterstützung und Geduld bei der Erstellung.

Berlin im September 2014   Andreas Hagen, Michael Entezami

https://doi.org/10.1515/9783110650594-201

Vorwort zur 2. Auflage

Aufgrund der hohen Nachfrage und unter dem Einfluss rasant voranschreitender Möglichkeiten in der pränatalen Diagnostik haben wir uns für eine zweite Auflage entschieden.

Neben einer weiteren Verbesserung der Bildqualität durch hochauflösende Ultraschall-Sonden, den fast schon routinemäßigen Einsatz der Farbdopplersonographie und die Verfügbarkeit der 3D-Sonographie auch bei nicht high-end Ultraschallgeräten sind die letzten Jahre insbesondere geprägt von einer dramatischen Entwicklung auf dem Gebiet der (molekular) genetischen Diagnostik. Beispielhaft genannt seien die Anwendung nicht-invasiver Pränataltests (NIPT), die verfeinerten diagnostischen Möglichkeiten bei der Array Diagnostik oder das *whole exome sequencing* (WES). Aber auch der Einsatz des MRT als ergänzendes bildgebendes Verfahren bei gezielten Fragestellungen spiegelt das zunehmende interdisziplinäre Vorgehen in der Pränataldiagnostik wider.

Vor diesem Hintergrund muss sich jeder kritisch hinterfragen, ob das eher kleine Paket an Ultraschall-Fertigkeiten, welches man im Rahmen der Facharztausbildung erhalten hat noch ausreicht. Zumal die zunehmende Arbeitsdichte in der Klinik und die Verlagerung der Pränataldiagnostik in den Bereich der Niedergelassenen Ärzte logistische Probleme bei der Ausbildung in der Ultraschalldiagnostik entstehen lassen.

An der eigenen Qualifikation zu arbeiten heißt dabei nicht nur qualitätsvoller zu arbeiten, sondern auch weniger haftungsanfällig zu sein. Denn auch die Erwartungen der Schwangeren an den Ultraschall und die Pränataldiagnostik insgesamt sind gestiegen und ein „Versagen" wird immer weniger akzeptiert.

So wendet sich dieses Buch nicht an den Anfänger in der geburtshilflichen Ultraschalldiagnostik, sondern insbesondere an interessierte Kollegen, die die Grundlagen der Ultraschalldiagnostik bereits beherrschen und ihr Wissen erweitern möchten, aber auch an diejenigen der DEGUM Stufe I und auch II, die ihre Kenntnisse vertiefen wollen.

Es vermittelt eine kurze Anleitung für die tägliche Praxis mit der Darstellung eher häufiger Pathologien, jedoch ohne Anspruch auf Vollständigkeit und Textmaterial auf dem derzeitigen wissenschaftlichen Stand sowie Bildmaterial auf dem derzeit verfügbaren technischen Niveau.

Da wir davon ausgehen, dass zunehmend auch interessierte bzw. betroffene Laien Zugang zu Büchern wie diesem erhalten wollen, haben wir versucht durch die Beschreibung von sehr grundsätzlichen Sachverhalten auch deren Informationsbedürfnis zumindest teilweise zu berücksichtigen.

Das verwendete Bildmaterial stammt zum überwiegenden Teil aus den letzten 5 Jahren und wurde unter Nutzung modernster Ultraschallgeräte (GE Voluson E8 und E10) erstellt.

https://doi.org/10.1515/9783110650594-202

Unser Dank gilt Herrn Prof. Dr. Ebert für die Anregung zur Erstellung einer 2. Auflage sowie Frau Pfitzner und Frau Witzel vom De Gruyter Verlag für die Unterstützung und Geduld bei der Erstellung.

Berlin im März 2019   Andreas Hagen, Michael Entezami

Inhalt

1 Einführung in den Ultraschall

1958 gelang es I. Donald und T. Brown erstmals ein ungeborenes Kind sonographisch darzustellen. Mit voranschreitender Entwicklung von Ultraschallsonden, Bildverarbeitung, Speichermedien und Computertechnik ist die Ultraschalldiagnostik mittlerweile das wichtigste und am häufigsten eingesetzte diagnostische Hilfsmittel in der gynäkologischen Praxis. So haben in Deutschland Ultraschalluntersuchungen einen festen Platz in der medizinischen Betreuung von Schwangeren. Das dabei in Deutschland seit Jahren zur Anwendung kommende Mehrstufenkonzept hat aber den Nachteil, dass die Detektionsrate an Entwicklungsstörungen nur so hoch sein kann, wie die Qualität im Eingangsscreening auf dem Niveau der DEGUM-Stufe I oder des Basis-Screenings nach Mutterschaftsrichtlinien. So kann der nachfolgend höher qualifizierte Untersucher der DEGUM-Stufe II/III nicht mehr die Sensitivität, sondern allenfalls die Spezifität verbessern, wenn lediglich bei auffälligen Ultraschallbefunden zur Spezialuntersuchung überwiesen wird.

Dass die Erfahrung des Untersuchers und die Qualität der Gerätetechnik entscheidenden Einfluss auf die Detektion von im Alltag einer gynäkologischen Praxis sehr selten vorkommenden Fehlbildungen haben, ist offensichtlich und auch vom IQWIG-Bericht belegt (IQWIG 2012) worden. Mit Beschluss des Gemeinsamen Bundesausschusses (G-BA) vom September 2010 kam es zu einer Änderung der Mutterschaftsrichtlinien mit Einführung eines „erweiterten Basis-Ultraschalls" zwischen 18 + 0 und 21 + 6 SSW, der „die systematische Untersuchung der fetalen Morphologie durch einen besonders qualifizierten Untersucher" („IIB-Screening") zum Inhalt hat (Mutterschaftsrichtlinien 2013). Die Änderungen der Mutterschaftsrichtlinien sind dabei generell zu begrüßen, da sie eine Verbesserung der Qualität versprechen und den Aspekt der Beratung und Aufklärung gerade vor dem Hintergrund des Gendiagnostikgesetzes (2010) sowie des überarbeiteten Patientenrechtegesetzes (2013) stärker in den Fokus rücken. Andererseits bleiben die eingeführten Änderungen hinter den Minimalanforderungen an das Zweittrimester-Ultraschallscreening anderer internationaler Fachgesellschaften zurück, auch hinter den Anforderungen an die DEGUM-Stufe-II-Untersuchung. Zudem konnte in den vergangenen Jahren vielfach wissenschaftlich belegt werden, dass eine Verlagerung der Diagnostik in den Bereich des Ersttrimester-Screenings einen neuen, sinnvollen Ansatz bietet (Timor-Tritsch, 2009).

Diesbezüglich wurde bei der jetzigen Aktualisierung der Mutterschaftsrichtlinien, dem ein mehrjähriger Bearbeitungsprozess voranging, die Chance vertan, die Kluft zwischen Mutterschaftsrichtlinien und aktuellem medizinischen Standard zu verringern.

Die inhaltlichen Anforderungen an das Zweittrimester-Screening für den erweiterten Basis-Ultraschall, die DEGUM-Stufe I (Eichhorn, 2006), die DEGUM-Stufe II (Merz, 2012) sowie der *International Society of Ultrasound in Obstetrics and Gynecology* (ISUOG, 2010) finden sich in einer tabellarischen Gegenüberstellung für jedes Organsystem am Anfang des betreffenden Kapitels. Weiterführende Informationen

https://doi.org/10.1515/9783110650594-001

erhalten Sie über die jeweilige Homepage unter: www.degum.de, www.isuog.org, www.fetalmedicine.com, www.kbv.de, www.g-ba.de.

Ziel des Buches soll es sein, interessierten Kollegen bei der Durchführung des erweiterten Basis-Ultraschalls, aber auch Kollegen der DEGUM-Stufe II, die noch am Anfang ihrer „Ultraschall-Laufbahn" stehen, sowohl Normalbefunde als auch verschiedene Pathologien bildlich näherzubringen. Der Fokus ist dabei nicht nur auf die fetale Diagnostik gerichtet, sondern schließt auch die Beurteilung von Plazenta, Nabelschnur, Zervix sowie die Beurteilung der Durchblutung (Doppler) ein. Dabei haben wir auch darauf geachtet, die Möglichkeiten der 3D-Sonographie, die weit über die Darstellung des fetalen Gesichts hinausgehen und inzwischen nicht mehr an ein High-end-Ultraschallgerät gebunden sind, einfließen zu lassen. Uns ist dabei selbstverständlich bewusst, dass Häufiges häufig und Seltenes selten ist, jedoch muss jeder in der Praxis tätige Gynäkologe damit rechnen, unerwartet auch mit extrem seltenen Krankheitsbildern im Bereich der Pränatalmedizin konfrontiert zu werden.

Neben der Detektion fetaler Entwicklungsstörungen sind folgende Schritte Bestandteil jeder Ultraschalluntersuchung:
– Biometrie des Feten,
– die Beurteilung der Fruchtwassermenge und
– die Beurteilung des Plazentasitzes in Bezug auf die Zervix.

1.1 Fetometrie

Eine möglichst exakte Biometrie ist für die Beurteilung des Feten ein unerlässlicher Bestandteil der Untersuchung, da sie das weitere Management der Schwangerschaft und gegebenenfalls auch der Geburt beeinflusst. Unabhängig von der zur Bestimmung des Fetalgewichts genutzten Formel sind die Messung des biparietalen Kopfdurchmessers (BIP), des fronto-okzipitalen Kopfdurchmessers (FOD), daraus resultierend des Kopfumfangs sowie die Messung des Bauchumfang (AU) und der Femurlänge fester Bestandteil der Standardbiometrie des Feten. Welche Referenzebene hierbei am Feten einzustellen sind und welche strukturellen Parameter dabei besondere Berücksichtigung finden müssen, sind in den Abb. 1.1, 1.2 und 1.3 dargestellt.

Im Ergebnis der Messung muss eine Einschätzung erfolgen, ob der Fet:
– eutroph gewachsen ist (zwischen der 5. und 95. Perzentile),
– hypotroph (IUGR: *intrauterine growth retardation*, SGA: *small for gestational age*) ist (< 5. Perzentile),
– hypertroph (Makrosomie, LGA: *large for gestational age*) ist (> 95. Perzentile).

Zwischen den verwendeten Formeln zur fetalen Gewichtsschätzung gibt es große Unterschiede. Im klinischen Alltag ist neben anderen im 2. Trimenon die Formel nach Hadlock mit Einbeziehung von BIP, KU, AU und Femur sehr verbreitet.

1.2 Fruchtwassermenge

Im 2. Trimenon wird das Fruchtwasser (FW) im Wesentlichen vom fetalen Urin und zum geringeren Teil von der Sekretion der fetalen Lunge gebildet. Durch das aktive Schlucken des Fruchtwassers durch den Feten entwickelt sich ein „Fruchtwasser-Kreislauf". Eine Abweichung von der normalen FW-Menge kann auf ein mütterliches Problem (z. B. Gestationsdiabetes) oder ein fetales Problem (z. B. Fehlbildung, insbesondere im Urogenitalbereich oder im Gastrointestinaltrakt) hindeuten.

Eine exakte Messung der FW-Menge ist schwierig, da immer von einem zweidimensionalen Bild Rückschlüsse auf das Volumen der Fruchthöhle gezogen werden müssen, das auch noch den Feten enthält. Neben der subjektiven Beurteilung der FW-Menge haben sich im Alltag die Bestimmung des FW-Index und die Bestimmung des tiefsten FW-Depots etabliert. Beim FW-Index (*Amniotic-Fluid-Index*, AFI) wird der Uterus in vier Quadranten geteilt. In jedem Quadranten wird in sagittaler Messebene (bei liegender Schwangerer von oben nach unten) das größte vertikale FW-Depot – frei von fetalen Anteilen und Nabelschnur – gemessen. In der fortgeschrittenen Schwangerschaft und auch bei Oligohydramnie im zweiten Trimenon kann es sinnvoll sein, mittels Farbdoppler auszuschließen, dass fälschlicherweise Nabelschnurschlingen für Fruchtwasserdepots gehalten werden. Die Beurteilung erfolgt anhand vorhandener Normkurven, die durchaus erhebliche Abweichungen voneinander aufweisen. Orientierend lässt sich ein Wert zwischen 10–20 cm im zweiten Trimenon (oder 5–25 cm im dritten Trimenon) als normal beschreiben.

Bei der Bestimmung des tiefsten FW-Depots wird in Analogie zur Messtechnik des FW-Index die größte freie Strecke vertikal gemessen, die jedoch in horizontaler Ausdehnung mindestens 1 cm breit sein sollte (es sollte also kein minimaler Spalt ausgemessen werden). Als normal für das tiefste FW-Depot gelten Werte zwischen 2–8 cm.

1.3 Plazentasitz

Der Plazentasitz entspricht zunächst immer der Implantationsstelle des *Conceptus*, die in den meisten Fällen im Fundus-Vorderwandbereich lokalisiert ist. Abweichungen hiervon sind nur dann für den Schwangerschaftsverlauf und gegebenenfalls auch für die Geburt relevant, wenn eine zu enge Lagebeziehung zum inneren Muttermund existiert.

In der ersten Schwangerschaftshälfte sollte man mit Angaben wie „zu tiefer Plazentasitz" oder gar *Placenta praevia totalis* eher zurückhaltend sein und die Schwangere nicht unnötig beunruhigen. Das Wachstum des Uterus führt sehr häufig dazu, dass sich eine zunächst (zu) tief sitzende Plazenta vom inneren Muttermund entfernt (Plazentamigration) und insbesondere zur Geburt kein Hindernis mehr darstellt (Fuchs, 2008). Sollte jedoch auch in der zweiten Schwangerschaftshälfte die Plazenta nah am inneren Muttermund liegen, muss auch im ergänzend durchzuführenden vaginalen Ultraschall eindeutig definiert werden, ob es sich nur um:

- einen tiefen Sitz handelt (Abstand des unteren Plazentarandes zum inneren Muttermund ≤ 2 cm),
- eine *Placenta praevia marginalis* (der untere Plazentarand reicht bis an den inneren Muttermund ohne ihn zu überlappen),
- eine *Placenta praevia totalis* (der innere Muttermund ist vollständig von Plazenta bedeckt), wobei dann auch relevant ist, wie weit die Plazenta den Muttermund überdeckt (Becker, 2001).

Besondere Beachtung sollten Schwangere mit vorausgegangener *Sectio caesarea* finden. Hier ist neben dem erhöhten Risiko für eine *Placenta praevia totalis* auch das Risiko für eine Plazentalösungsstörung (*Placenta accreta, – increta, – percreta*) erhöht.

Besonders gefährdet sind dabei Schwangerschaften mit einer tiefsitzenden Vorderwandplazenta, die in den Narbenbereich der vorangegangenen Sectio reicht.

Die Beurteilung der Sectionarbe rückt in den letzten Jahren in den Fokus des Interesses für die Planung der Geburt, dürfte aber nach gegenwärtigem Kenntnis-

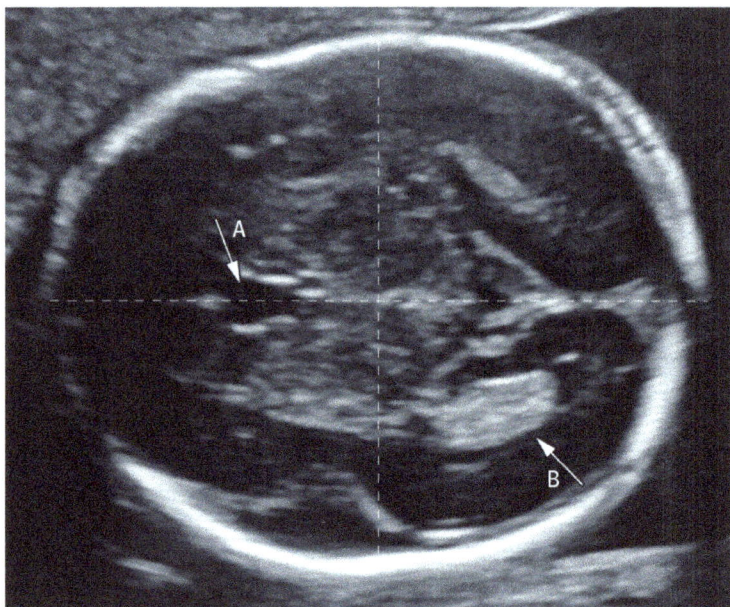

Abb. 1.1: Messung des Kopfumfangs: Kopfform oval, transthalamische Ebene mit *Cavum septi pelucidi*, das Cerebellum darf nicht sichtbar sein (sonst zu tiefe Schnittebene), die *Falx cerebri* darf keine durchgehende Linie sein (sonst zu hoch gemessen), Messung Knochen außen–außen für den biparietalen Durchmesser (BIP) und den fronto-okzipitalen Durchmesser (FOD), zusätzlich kann der Kopfumfang auch direkt über die Messfunktion „Ellipse" gemessen werden; Pfeil A: *Cavum septi pelucidi*; Pfeil B: Hinterhorn des Seitenventrikels mit *Plexus choroideus*.

stand – wenn überhaupt – dann doch eher nach der 32. SSW aussagekräftig sein und wird deshalb hier nicht weiter behandelt.

Zur Beurteilung der Plazenta gehört auch die Darstellung des plazentaren Nabelschnuransatzes zum Ausschluss einer *Insertio velamentosa*. Bei Nachweis einer *Insertio velamentosa* sollten immer *Vasa-praevia*-Typ I (vor dem inneren Muttermund verlaufende Nabelschnurgefäße) ausgeschlossen werden. *Vasa-praevia*-Typ II (verbindende Gefäße zwischen Haupt- und Nebenplazenta) lassen sich damit allerdings nicht erfassen. Ein kurzer Blick auf den Bereich des inneren Muttermundes unter Zuhilfenahme des Farbdopplers kann hier lebensrettend für den Feten sein, da im Falle des Nichterkennens es *sub partu* zu einem Einreißen der Gefäße kommen kann, was mit einer sehr hohen fetalen Mortalität und Morbidität assoziiert ist.

Abschließend möchten wir noch daran erinnern, dass eine verlässliche Einschätzung des fetalen Entwicklungsstandes besonders gut gelingt, wenn die technischen

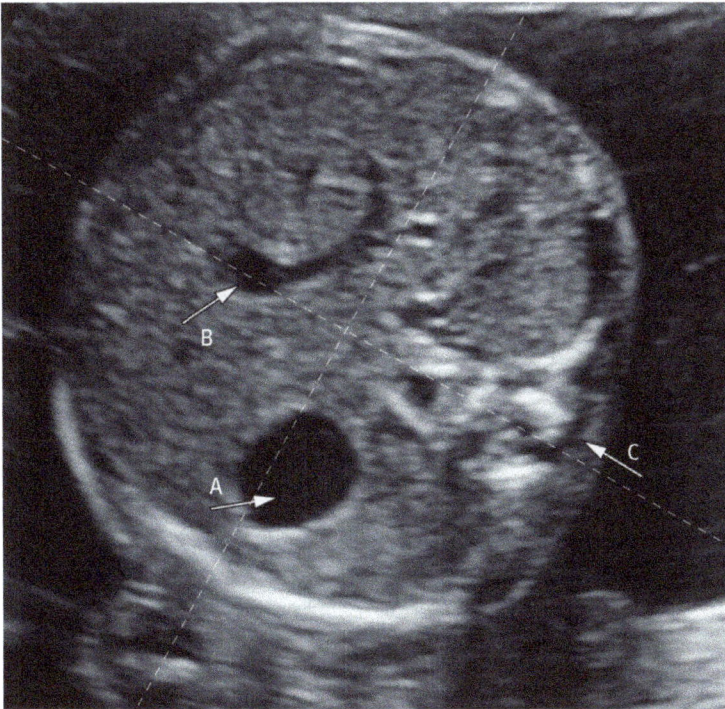

Abb. 1.2: Messung des Abdomenumfangs, rund mit dem Magen im linken Oberbauch (Pfeil A) und möglichst einem Teil der *Vena umbilicalis* im mittleren Drittel (Pfeil B), ist die *Vena umbilicalis* im ganzen Verlauf darstellbar, liegt ein Schrägschnitt vor, möglichst immer eine Rippen durchgehend darstellbar, da sonst zu schräge Schnittebene ("Salamischnitt"), gemessen wird anterior-posterior (APD) sowie rechtwinklig dazu der Abdomen-Querdurchmesser (TD). Zusätzlich kann auch der Bauchumfang über die Messfunktion "Ellipse" gemessen werden. Sind Herzanteile sichtbar, ist man zu hoch, sind Nieren oder Nabelschnuransatz sichtbar, ist man zu tief; Pfeil A: Magen; Pfeil B: *Vena umbilicalis* im Anschnitt; Pfeil C: Wirbelsäule.

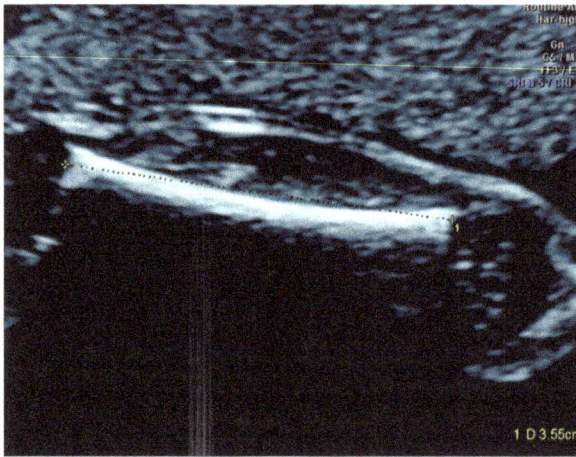

Abb. 1.3: Messung des Femurs als einen langen Röhrenknochen, der zur Gewichtsschätzung verwendet wird. Der dem Schallkopf am nächsten gelegene Femur sollte möglichst horizontal eingestellt werden. Gemessen wird die Diaphyse; Epiphyse und Femurkopf bleiben unberücksichtigt.

Möglichkeiten des verwendeten Ultraschallgerätes voll ausgeschöpft und die Parameter: sonographische Eindringtiefe, Zoomfunktion, Bildausschnitt und Focus-Einstellung der zu messenden Struktur angepasst werden. Insbesondere bei der fetalen Echokardiographie hat es sich bewährt, eine spezielle Geräteeinstellung (*Preset*) zu erstellen, welche den Besonderheiten bei der Beurteilung dieses Organs gerecht wird und die Beurteilung erleichtert. Dazu gehört ein eher schmaler Bildausschnitt (wenngleich die Bildaufbaurate bei modernen Geräten auch bei breiterem Ausschnitt häufig sehr gut ist), ausreichende Vergrößerung, höherer Kontrast und Nutzung der *Cineloop*-Funktion zur Beurteilung von Systole und Diastole.

1.4 Genetische Fragestellungen nach dem Zweittrimesterscreening

Fällt im II. Trimenon anamnestisch oder aufgrund des sonographischen Befundes ein erhöhtes Risiko für genetische bzw. chromosomale Anomalien des Feten auf, stellt sich zunächst die Frage, ob in der Schwangerschaft ein Ersttrimesterscreening durchgeführt wurde, wie dieses erfolgt ist, dokumentiert wurde und nachvollziehbar ist und ob es sich dabei um eine alleinige sonographische Untersuchung oder einen kombinierten Test unter Einbeziehung von PAPP-A und freiem β-HCG handelte. Zunehmend wurde auch bereits ein NIPT (nicht-invasiver Pränataltest) aus freier DNA des Feten bzw. korrekter der Plazenta aus mütterlichem Blut durchgeführt. Diese werden zur Zeit in ca. ⅔ der Fälle am Ende des ersten Trimenons, meist wohl nach oder in Zusammenhang mit dem Ersttrimesterscreening durchgeführt (Kozlowski, 2018). Diese Befunde sollten gesichtet und bewertet werden. Die Sensitivität des Ersttrimesterscreenings zur Erkennung chromosomaler Anomalien liegt bei ca. 90 %. Bei auffälligen Befunden im II. Trimenon muss also die Möglichkeit weiterführender

Untersuchungen zumindest diskutiert werden. Bezüglich der NIPT ist anzumerken, dass ca. 80 % der relevanten zytogenetisch erkennbaren Chromosomenanomalien detektierbar sind (Wulf, 2016), so dass bei auffälligen Befunden im II. Trimenon die weiterführende Abklärung mittels Amniozentese zumindest diskutiert werden sollte. Das eingriffsbedingte Abortrisiko der Amniozentese wird heute mit 0,1 % (1:1000) (Akolekar, 2013) beziffert, bei einer Hintergrundabortrate im frühen zweiten Trimenon von ca. 0,6 %.

Wird eine Amniozentese aufgrund fetaler Fehlbildungen durchgeführt, kann zusätzlich zur konventionellen Karyotypisierung ein FISH-Test (Fluoreszenz-in-situ-Hybridisierung) zur schnellen Abklärung der häufigsten Aneuploidien veranlasst werden und zunehmend auch die FISH-Untersuchung zur Erkennung der Deletion 22q11 (del22q11). Darüber hinaus wird insbesondere bei kombinierten Fehlbildungen und speziellen Fehlbildungen wie z. B. Corpus callosum Anomalien oder der Gaumenspalte die Untersuchung mittels Array CGH (*comparative genomic hybridisation*) international empfohlen und in manchen Ländern bereits zunehmend als Standard-First-Line-Diagnostik durchgeführt. Unklare Befunde sind in ca. 3 % zu erwarten (VOUS, *variants of unknown significance*). Inwieweit diese in nächster Zeit durch das *Whole Exome Sequencing* (WES), bei dem die 1–2 % der codierenden Areale des Gesamtgenoms untersucht werden, ergänzt oder gar abgelöst werden wird, bleibt abzuwarten. Zur Zeit besteht bezüglich des WES pränatal noch Zurückhaltung, weil unklare Befunde mitunter schwer einzuordnen sind und in ca. 3–5 % erwartet werden können. Demgegenüber wird das WES postnatal bereits häufig als Folgeuntersuchung bei unklaren syndromalen Erkrankungen mit normaler Zytogenetik eingesetzt. In der Praxis wird zur Zeit häufig ein sogenanntes „klinisches *Whole Exome Sequencing*" durchgeführt, bei der gezielt die genetischen Varianten beurteilt werden, die sich aus dem sonographischen oder anamnestischen Befund ableiten. Vor der Abklärung mittels WES steht allerdings die gezielte Untersuchung mittels molekulargenetischer Methoden, häufig als Paneldiagnostik, z. B. zum Ausschluss von RASopathien (Noonan-Syndrom und andere). Diese kurze Übersicht zeigt, wie kompliziert die genetische Diagnostik in den letzten 20 Jahren geworden ist und macht klar, dass ohne genetische Beratung durch einen Humangenetiker eventuell erhebliche Folgen, insbesondere juristischer Art, auf den Gynäkologen zukommen können, wenn nach Amniozentese mit („unvollständiger") genetischer Diagnostik ein schwer behindertes Kind geboren wird, das mit den zur Zeit vorliegenden Methoden pränatal hätte diagnostiziert werden können.

Natürlich führen alle Gynäkologen, die das Ersttrimesterscreening durchführen, einen NIPT veranlassen oder die weiterführende Fehlbildungsdiagnostik durchführen, vorher eine „kleine" genetische Beratung nach Gendiagnostikgesetz durch, diese ist aber mit einer ausführlichen Stammbaumanalyse und genetischen Beratung durch einen Humangenetiker nicht wirklich gleichzusetzen.

Grundsätzlich wird beim Vorliegen fetaler Fehlbildungen die invasive Diagnostik, ab dem zweiten Trimenon meist mittels Amniozentese, empfohlen (Heling, 2015), dennoch entscheiden sich nicht wenige Schwangere auch in einer solchen Situation für einen NIPT. Hier ist die Aufklärung über die Grenzen der NIPT und die Auswahl des Tests besonders wichtig. Insbesondere ist die Frage zu klären, ob ein erweiterter NIPT, der die Suche nach Mikrodeletionen mit einschließt, veranlasst werden sollte. Für das „Routinescreening" werden diese erweiterten Tests nicht empfohlen (Kozlowski, 2018), weil der positiv-prädiktive Wert beim Verdacht auf Mikrodeletion nur bei 10 % liegt, in 9 von 10 Fällen also die Amniozentese das Vorliegen der Mikrodeletion nicht bestätigen wird, allerdings hat sich in Studien bei der weiteren Abklärung dieser Befund mittels Array-CGH in 30 % ein pathologischer Befund finden lassen. Außerdem ist zu bedenken, dass die mittels NIPT gesuchten Mikrodeletionen in der angebotenen diagnostischen Breite auch bei einer konventionellen Amniozentese mit Karyotypisierung, ja noch nicht einmal bei einer Erweiterung dieser mittels Array-CGH, in der Routinediagnostik erkennbar sind.

Als nächster Schritt sind in Europa bereits NIPT verfügbar, die eine genetische Diagnostik aus mütterlichem Blut analog zur diagnostischen Tiefe der Karyotypisierung versprechen oder die NIPT mit Mikrodeletionsdiagnostik mit einem Carrier Screening auf monogenetische Erkrankungen kombinieren.

Die 2011/2012 mit Einführung der NIPT begonnene Entwicklung geht also rasant weiter und daher müssen sich die Empfehlungen in der Praxis immer wieder an den diagnostischen Möglichkeiten ausrichten. Die Frage, ob eine Methode als Krankenkassenleistung verfügbar ist oder als Standardmethode in den Leit- oder Richtlinien empfohlen wird, ist für eventuelle Regressforderungen nicht abschließend entscheidend („Wenn ich gewusst hätte, dass die diagnostische Möglichkeit besteht, hätte ich die Leistung privat bezahlt und die rechtlich zulässige Konsequenz gezogen …").

Analog zur rasanten Entwicklung der NIPT geht die diagnostische Tiefe nach Amniozentese mittels Karyotypisierung, FISH-Diagnostik, FISH für die del22q11, Array-CGH, molekulargenetische Paneldiagnostik und das *Whole Exome Sequencing* und danach das *Whole Genomic Sequencing* ebenfalls rasant weiter.

Diese Herausforderungen und den damit verbundenen Beratungsaufwand im pränataldiagnostischen Alltag zu bewältigen, ist nicht immer leicht, zusätzliche Beratungsangebote (genetische Beratung, psychosoziale Beratung, Beratung durch Fachkollegen wie Kinderkardiologen oder Neuropädiater) sind im Einzelfall eine unschätzbare Hilfe.

2 Gesicht, Kopf, Zentralnervensystem und Wirbelsäule

Der Kopf wird bei jeder Zweittrimester-Screeninguntersuchung eingestellt, weil die Biometrie des Kopfes grundlegender Bestandteil dieser Ultraschalluntersuchung ist.

Die Messung von Kopfquer- und Kopflängsdurchmesser oder Kopfumfang wird bei allen Untersuchungen gefordert.

Dabei fallen wichtige Strukturen ins Auge: dies ist das *Cavum septi pellucidi*, dessen normale Anlage eine *Corpus-callosum*-Agenesie praktisch ausschließt, während es bei einer partiellen *Corpus-callosum*-Agenesie bzw. *Corpus-callosum*-Dysgenesie nahezu normal erscheinen kann. Außerdem fallen die Hinterhörner der Hirnseitenventrikel auf, die bei ca. 90 % der im zweiten Trimester fassbaren pathologischen ZNS-Befunde erweitert sind. Gleichwohl muss darauf hingewiesen werden, dass ein normaler ZNS-Befund im zweiten Trimenon spätere pathologische Veränderungen aufgrund von Infektionen oder erst später manifest werdende angeborene Entwicklungsstörungen (z. B. Gyrierungsanomalien oder eine Mikrozephalie) nicht ausschließt.

Die Darstellung von Kleinhirnveränderungen ist wichtig zur Erfassung von Neuralrohrdefekten und seltenen ZNS-Erkrankungen aus dem Formenkreis der Vermisdysgenesie und des Dandy-Walker-Kontinuum.

Die Darstellung des Gesichts ist natürlich im Interesse der Schwangeren wichtig (*bonding*), Gesichtsfehlbildungen wie die Lippen-Kiefer-Gaumenspalte gehören aber auch mit einer Frequenz von ca. 1:800 zu den häufigeren Fehlbildungen. Die pränatale Erkennung ist neben der sinnvollen Vorbereitung der werdenden Eltern auch zum Ausschluss von begleitenden chromosomalen Anomalien und Syndromen wichtig. In den letzten Jahren ist zusätzlich auch die pränatale Erkennung der isolierten Gaumenspalte möglich geworden (Wilhelm, 2010).

Angeborene Fehlbildungen der Augen (1:2.500) und Ohren (1:5.000) (Eurocat-Register, 2014) sind vergleichsweise seltener und meist in der Routinediagnostik nicht erkennbar, zumal sich insbesondere einige pathologische Augenveränderungen (Mikrophthalmie, Katarakt) auch erst später entwickeln können.

Unter der ZNS-Diagnostik wird in diesem Kapitel die Erkennung der Neuralrohrdefekte subsummiert, zumal Neuralrohrdefekte im zweiten Trimenon häufig primär über die Veränderungen des Kopfes auffallen (*Banana-Sign, Lemon-Sign*).

https://doi.org/10.1515/9783110650594-002

Tab. 2.1: Anforderungen an das Zweittrimesterscreening.

Erweiterter Basis-US	DEGUM I	DEGUM II	ISUOG
Kopf – Ventrikelauffällig-keiten – Auffälligkeiten der Kopfform – Darstellung des Kleinhirns **Hals und Rücken** – Unregelmäßigkeit der dorsalen Haut-kontur	**Kopf** – Abweichung von der ovoiden Kopfform (z. B. Brachyzepha-lie, „*Lemon-Sign*") – Vorliegen liquider intrakranieller Raumforderungen – fehlende Dar-stellbarkeit des Kleinhirns **Hals** – Konturauffälligkei-ten (z. B. *Hygroma colli*) **Rücken** – unregelmäßige dorsale Kontur im Längsschnitt	**Kopf** – Kontur: Außen-kontur im Planum fronto-okzipitale Innenstrukturen: Hirnseitenventrikel, *Plexus choroideus*, *Cavum septi pelluci-di*, Zerebellumkon-tur, *Cisterna magna* **Gesicht** – Seitenprofil mit Na-senbein (medianer Sagittalschnitt), Orbitae, optional Linsen, Aufsicht Mund-/Nasen-bereich (Frontal-schnitt) Lippen/Nase **Nacken/Hals** – Kontur **Wirbelsäule** – sagittaler Längs-schnitt und Haut-kontur über der Wirbelsäule, ggfs. ergänzende Trans-versalschnitte	**Kopf** – intaktes Kranium, *Cavum septi pellucidi*, Mittel-linie, *Falx cerebri*, Thalami, Hirnven-trikel, Zerebellum, *Cisterna magna* **Gesicht** – beide Orbitae vor-handen, Gesichts-seitenprofil, Mund, Oberlippe intakt, kein Nackentumor (z. B. zystisches Hygrom) **Nacken/Hals** – kein Nackentumor (z. B. zystisches Hygrom) **Wirbelsäule** – kein spinaler Defekt oder Raum-forderung im transversalen und sagittalen Schnitt

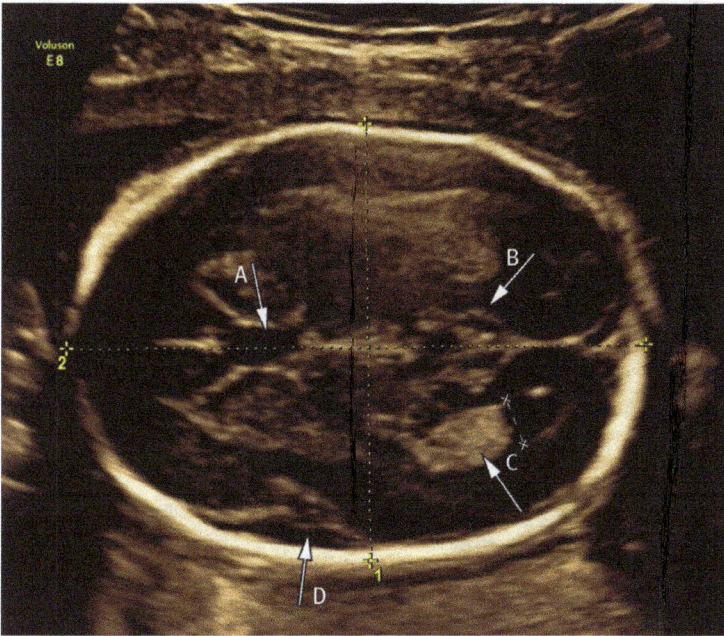

Abb. 2.1: Kopfquerschnitt, Messebene für die Standardbiometrie von biparietalem Kopfdurchmesser und fronto-okzipitalem Kopfdurchmesser. Hier: Messung des Hinterhorns des Seitenventrikels am dorsalen Rand des *Plexus choroideus* (Pfeil C) in Höhe des *Sulcus parietooccipitalis* (Pfeil B), Normwert 14–19. SSW: 8 mm, ab 20 + 0 SSW: < 10 mm; Pfeil A: *Cavum septi pellucidi*; Pfeil B: *Sulcus parietooccipitalis*; Pfeil C: *Plexus choroideus* im Hinterhorn des Seitenventrikels; Pfeil D: *Fissura Sylvii*.

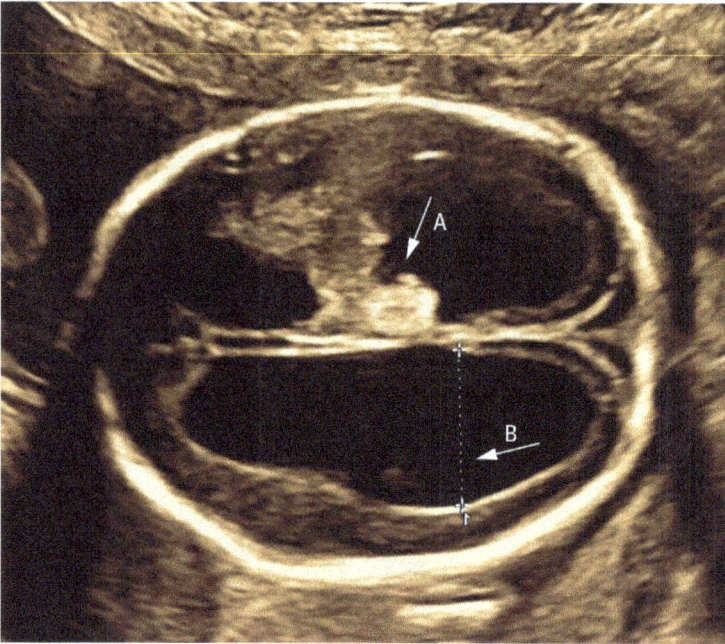

Abb. 2.2: Kopfquerschnitt, ausgeprägte Ventrikulomegalie von 17 mm mit 22 SSW, die dem Schallkopf zugewandte Seite ist aufgrund des Schattens der Schädelkalotte schlechter sichtbar. Üblicherweise wird deshalb die schallkopfferne Seite gemessen (Pfeil B). Grundsätzlich ist aber die Beurteilung beider Seitenventrikel sinnvoll, da es durchaus Diskrepanzen in der Weite der Seitenventrikel geben kann. Bei unterschiedlicher Weite der Hirnseitenventrikel sollte der weitere Ventrikel berücksichtigt werden, wenn die Ventrikelweite über der Norm liegt. Eine Diskrepanz der Hirnseitenventrikel mit beidseitiger Ventrikelweite im Normbereich wird im Allgemeinen keine weitere Berücksichtigung finden. Eine Ventrikulomegalie zwischen 10 und 12 mm gilt als mild, zwischen 13–15 als moderat, über 15 mm als ausgeprägt; Pfeil A: sog. „Dangling" (Baumeln) des *Plexus choroideus* bei Hirnseitenventrikelerweiterung; Pfeil B: Messung der Hirnseitenventrikelweite quer zur Längsachse an der breitesten Stelle, hier ist der *Sulcus parietooccipitalis* als Orientierungshilfe nicht mehr darstellbar.

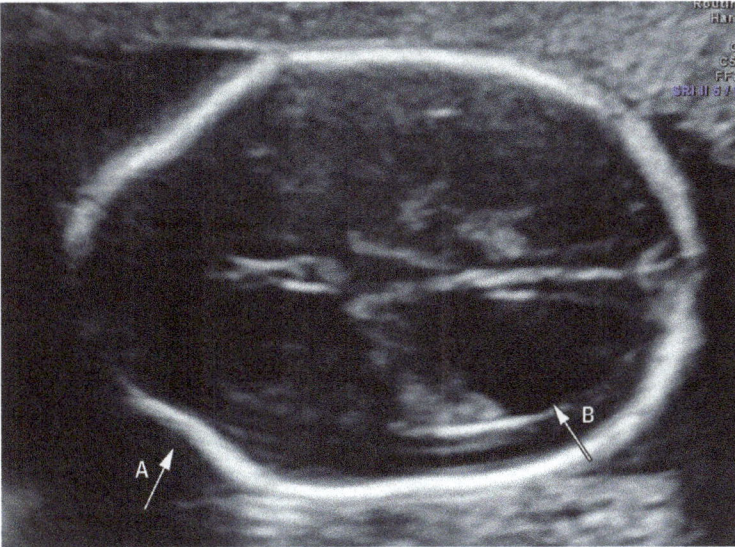

Abb. 2.3: Querschnitt durch den fetalen Kopf: hier pathologische Kopfform, *Lemon-Sign* mit Impression der Ossa parietalia (Pfeil A), *Cavum septi pellucidi* darstellbar, Ventrikulomegalie (Pfeil B). Hier typisches Bild bei Neuralrohrdefekt mit *Spina bifida aperta*.

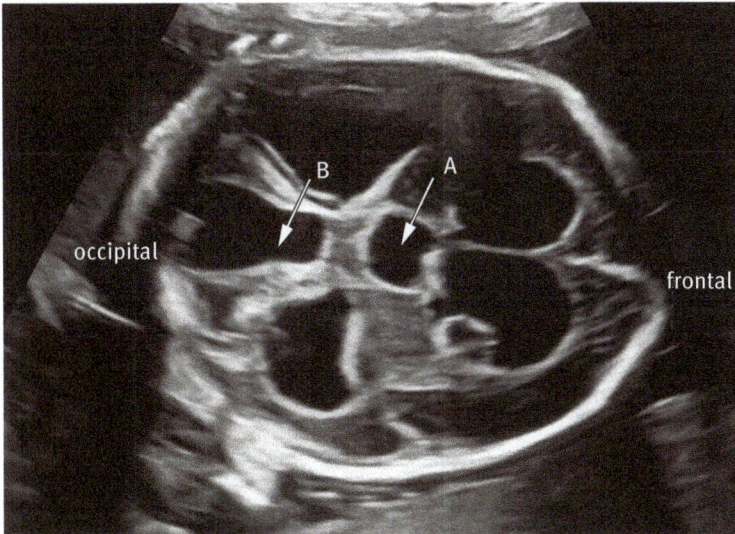

Abb. 2.4: Deutliche Ventrikulomegalie auch mit Erweiterung des 3. Ventrikels (Pfeil A). Zusätzlich fehlender Vermis cerebelli mit offener Verbindung zwischen dem erweiterten 4. Ventrikel und hinterer Schädelgrube (Pfeil B), entsprechend einer Dandy-Walker-Malformation.

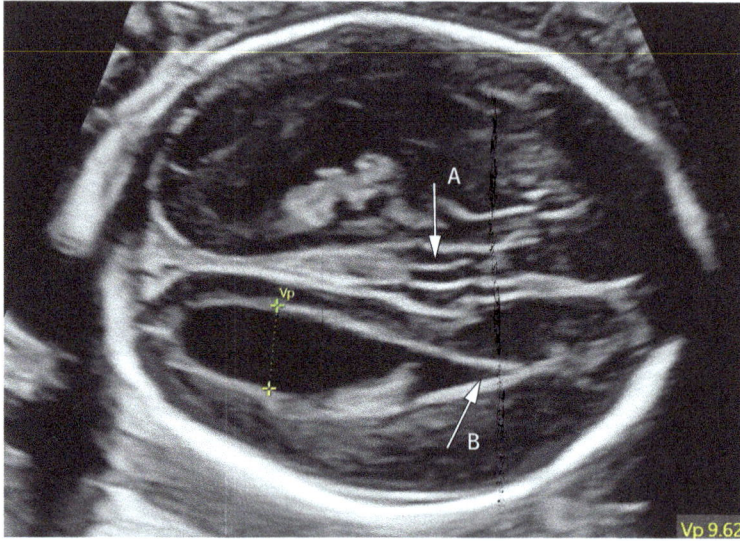

Abb. 2.5: Kopfquerschnitt: Fehlendes *Cavum septi pellucidi* (Pfeil A) bei Corpus-callosum-Agenesie, das Hinterhorn des Seitenventrikels ist erweitert, der Seitenventrikel zeigt nicht die normale Form, sondern läuft ventral spitz zu („*tear-drop-sign*", Pfeil B). Im Bereich des fehlenden *Cavum septi pellucidi* finden sich parallel verlaufende Linien, das Mittelecho ist durchgängig darstellbar, die *Fornices* können fälschlicherweise für ein *Cavum septi pellucidi* gehalten werden.

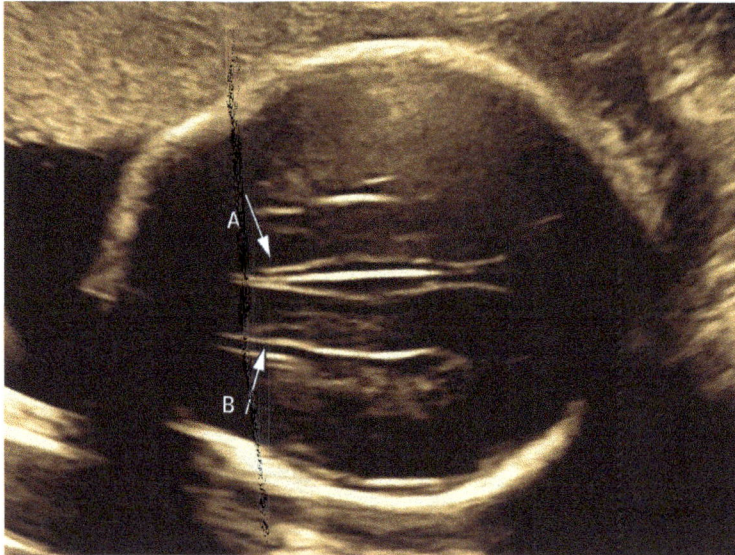

Abb. 2.6: Typischer Aspekt des Mittelechos im Bereich des hier fehlenden *Cavum septi pellucidi* bei *Corpus callosum* Agenesie: statt des *Cavum septi pellucidi* (Pfeil A) finden sich parallele Linien (Mittelecho und die schmalen, spitzen Vorderhörner der Seitenventrikel) (Pfeil B). In diesem Fall liegt keine Ventrikulomegalie vor (auf diesem Schnittbild nicht zu beurteilen).

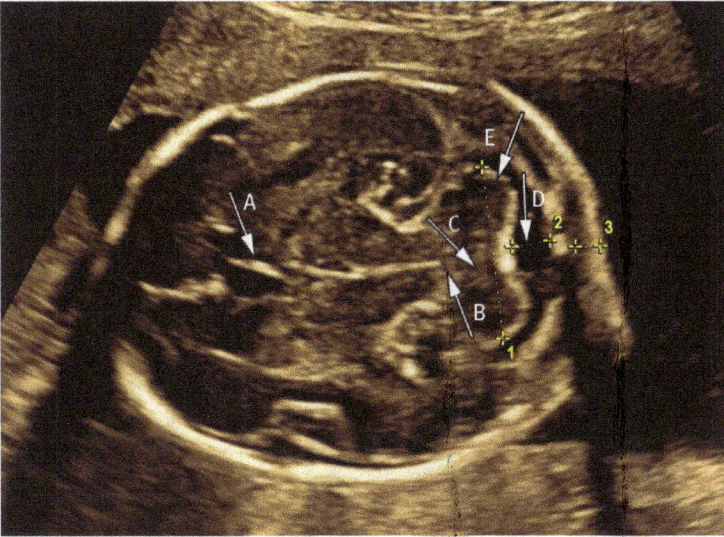

Abb. 2.7: Querschnitt durch die normale hintere Schädelgrube, ventral Darstellung des *Cavum septi pellucidi* (Pfeil A), dorsal Kleinhirnquerschnitt (Messkreuze 1), *Cisterna magna* (Messkreuze 2 und Pfeil D) und Nackendicke (Messkreuze 3, Norm bis 6 mm nach 20 + 0 SSW, von 15–19 SSW 5 mm); Pfeil A: *Cavum septi pellucidi*; Pfeil B: Region des IV. Ventrikels vor dem Zerebellum, der normalerweise nicht oder kaum darstellbar ist; Pfeil C: Kleinhirnwurm; Pfeil D: *Cisterna magna*; Pfeil E: Kleinhirnhemisphäre.

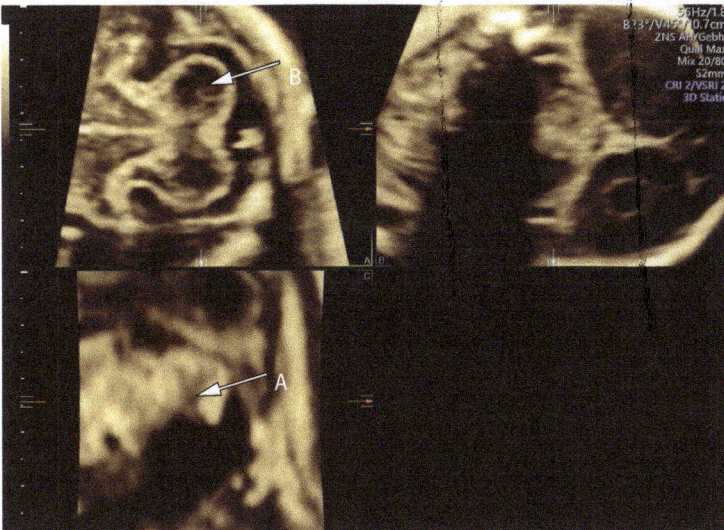

Abb. 2.8: Der 3D Multiplanar Modus, optimalerweise unter Verwendung der VCI Technik mit einer Schichtdicke von 2 mm, vereinfacht sehr die Darstellung des *Vermis cerebelli* (Pfeil A) in der C-Ebene. Voraussetzung dafür ist lediglich die ausreichend große Darstellung des Cerebellums in der A-Ebene (Aquisitionsebene), (Pfeil B).

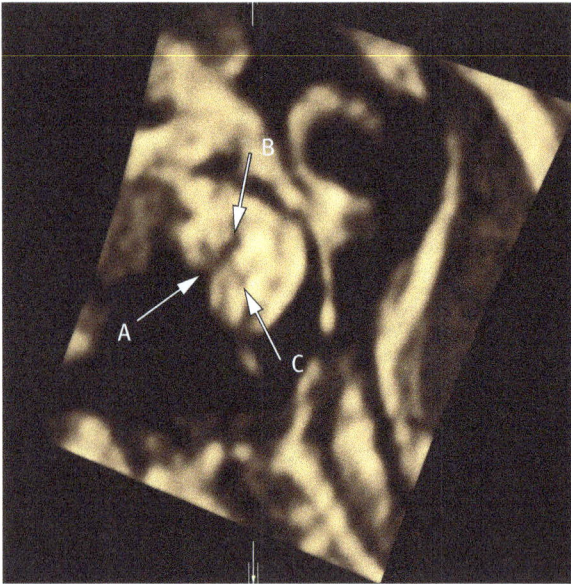

Abb. 2.9: Darstellung des *Vermis cerebelli* im VCI-Modus. Im weiterführenden US ist die Beurteilung des *Vermis cerebelli* in Struktur und Größe zur Einschätzung von Auffälligkeiten im Bereich der hinteren Schädelgrube wichtig. Es lassen sich typische Strukturen wie das Fastigium (Pfeil A), *Fissura prima* (Pfeil B) und *Fissura secunda* (Pfeil C) darstellen. Der Durchmesser wird vom unteren zum oberen Pol gemessen und sollte zum Zeitpunkt der Feindiagnostik (ca. 22 SSW) etwa die Hälfte des Kleinhirndurchmessers betragen.

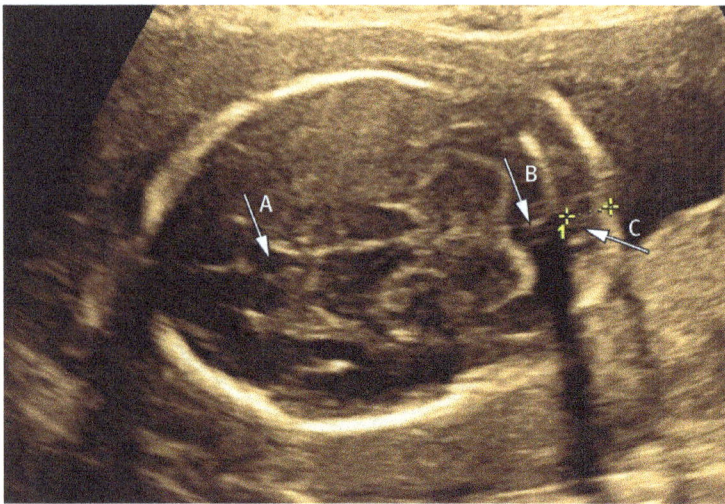

Abb. 2.10: Querschnitt durch das fetale Köpfchen mit Darstellung von *Cavum septi pellucidi* (Pfeil A), Kleinhirn und dahinter *Cisterna magna* (Pfeil B) und der hinteren Schädelgrube, hier mit knapp 7 mm verdicktem Nacken (Pfeil C). Geringfügige Veränderungen der Schnittebene oder eine Änderung der fetalen Kopfhaltung (Dorsalflexion) können die Messung erheblich beeinflussen. Im Gegensatz zur Nackentransparenzmessung beim Ersttrimester-Screening ist die Nackendickemessung im zweiten Trimenon kein gut reproduzierbarer Parameter. Dennoch wird der verdickte Nacken im II. Trimenon häufig neben dem hypo- oder aplastischen Nasenbein und der Arteria lusoria als einer der aussagefähigsten Softmarker gewertet (Agathokleous, 2013). Die korrekte Referenz-Messebene im II. Trimenon entspricht dem hier abgebildeten Axialschnitt und nicht dem im I. Trimenon laut der *Fetal Medicine Foundation* (www.fetalmedicine.org) geforderten Sagittalschnitt.

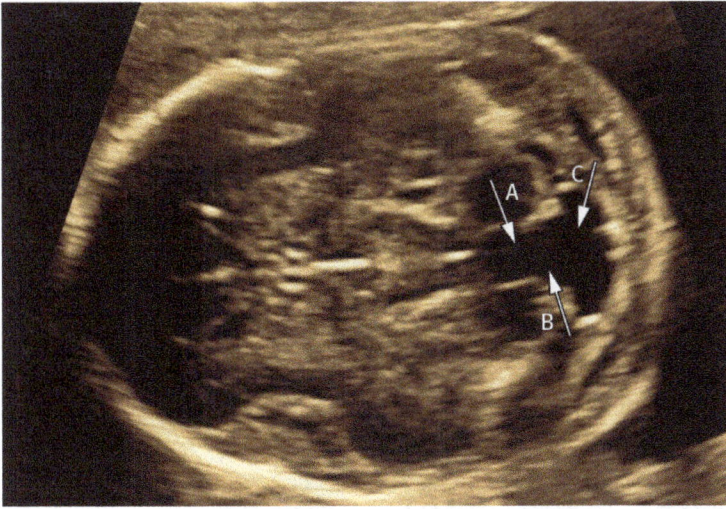

Abb. 2.11: *Blakes Pouch Cyst*: Hierbei handelt es sich um eine Hernierung des 4. Ventrikels unter dem *Vermis cerebelli* in den Bereich der hinteren Schädelgrube. Die *Cisterna magna* ist dabei in Abgrenzung zum Dandy-Walker-Kontinuum nicht erweitert. Bei der *Blakes Pouch Cyst* erscheint das Cerebellum geteilt („*cleft cerebellum*"). Im Sagittalschnitt erscheint der *Vermis cerebelli* normal groß, in Richtung des *Tentorium cerebelli* angehoben und rotiert. Sofern keine weiteren Auffälligkeiten im ZNS-Bereich darstellbar sind, ist die Prognose als gut einzuschätzen. Vor der 18. SSW kann die Verbindung zwischen IV. Ventrikel und *Cisterna magna* physiologisch darstellbar sein; Pfeil A: IV. Ventrikel; Pfeil B: Verbindung zur *Cisterna magna*, die sonst vom Kleinhirnwurm ausgefüllt wird, der hier verdrängt liegt; Pfeil C: *Cisterna magna*.

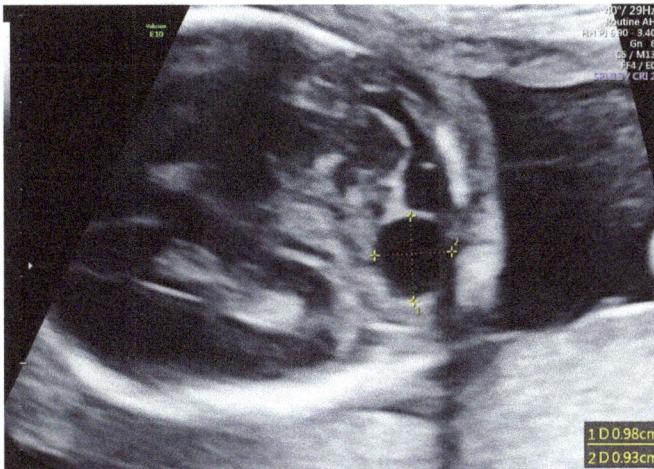

Abb. 2.12: Darstellung einer Arachnoidalzyste im Bereich der hinteren Schädelgrube. Es handelt sich um eine gutartige Flüssigkeitsansammlung, die bei Größenzunahme zu einer Verschiebung sonst unauffälliger zerebraler Strukturen führt oder bei Behinderung der Liquorzirkulation zu einer Ventrikulomegalie. Bei isoliertem Auftreten sind chromosomale Aberrationen sehr selten.

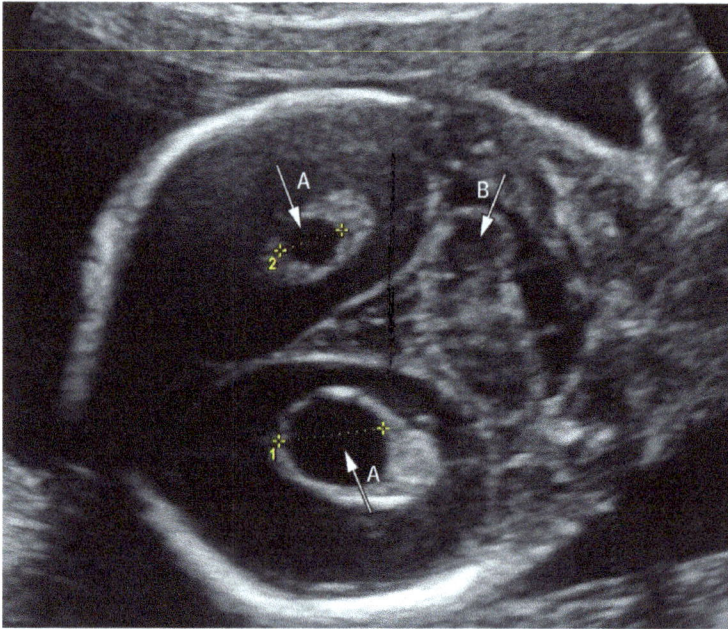

Abb. 2.13: *Plexus-choroideus*-Zysten beidseits. Diese treten insbesondere im frühen 2. Trimenon häufiger auf und sind im 3. Trimenon meist nicht mehr darstellbar. Sollten keine weiteren sonographischen Auffälligkeiten beim Feten vorliegen, ist die Prognose sehr gut. Sofern weitere Softmarker oder Entwicklungsstörungen nachweisbar sind, treten Plexuszysten gehäuft bei Feten mit Trisomie 18 auf. Eine diffuse Auflockerung der *Plexus choroidei* im frühen zweiten Trimenon sollte nicht als Anomalie gewertet werden. Welche Mindestgröße Plexuszysten haben sollten, um als solche gewertet zu werten, wird unterschiedlich angegeben. Manche Autoren geben > 2 mm an, andere ab 5 mm; Pfeile A: Plexuszysten beidseits; Pfeil B: Kleinhirn.

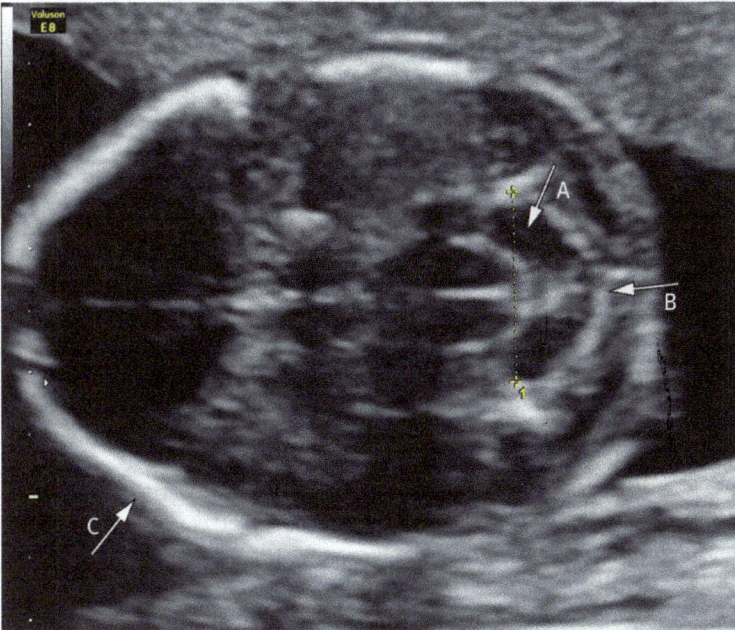

Abb. 2.14: *Banana-Sign* bei Neuralrohrdefekt: Das Kleinhirn (Pfeil A) ist nach dorsal disloziert, die *Cisterna magna* lässt sich nicht typisch darstellen, sondern wird vom Kleinhirn verlegt (Pfeil B), die Form des Kleinhirns entspricht nicht mehr der einer Hantel, sondern erscheint eher gekrümmt („*Banana-Sign*"). Häufig zusätzlich *Lemon-Sign* bei offenem Neuralrohrdefekt wie hier (Pfeil C). Durch die Dorsalverlagerung des Kleinhirns ergeben sich bei der Messung (Messmarken) meist zu kleine Werte für die betreffende Schwangerschaftswoche. In der 22. SSW muss ein Messwert kleiner 20 mm als auffällig gelten.

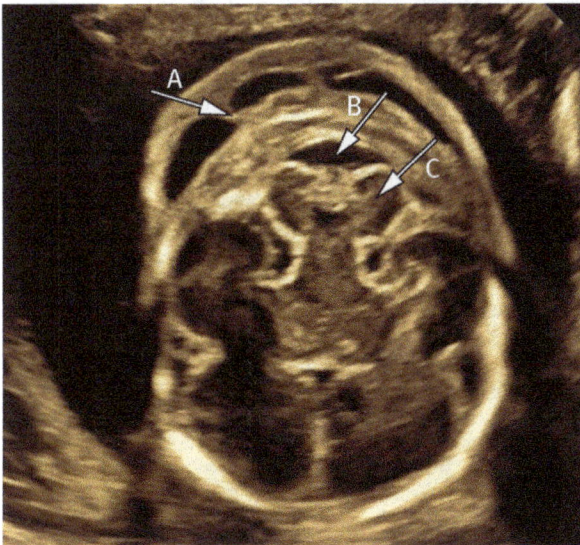

Abb. 2.15: Zystisches Hygrom 22. SSW: in diesem Fall normale Chromosomen, kein Anhalt für syndromale Erkrankung und gutes perinatales Outcome. Die Nackenhaut ist abgehoben, es zeigt sich ein gekammertes *Hygroma colli* (Pfeil A); Pfeil A: zystisches *Hygroma colli*; Pfeil B: *Cisterna magna*; Pfeil C: Kleinhirnhemisphäre.

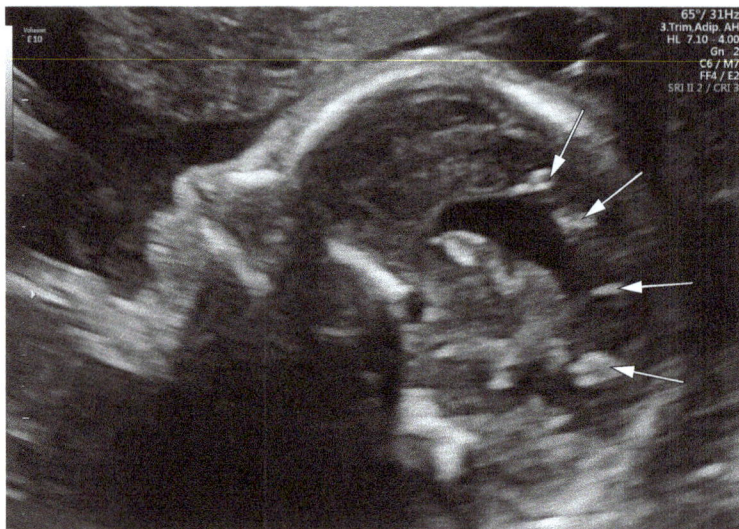

Abb. 2.16: Profil bei fetaler CMV Infektion mit typischen, echogenen Arealen im gesamten Bereich der Großhirnrinde (Pfeile).

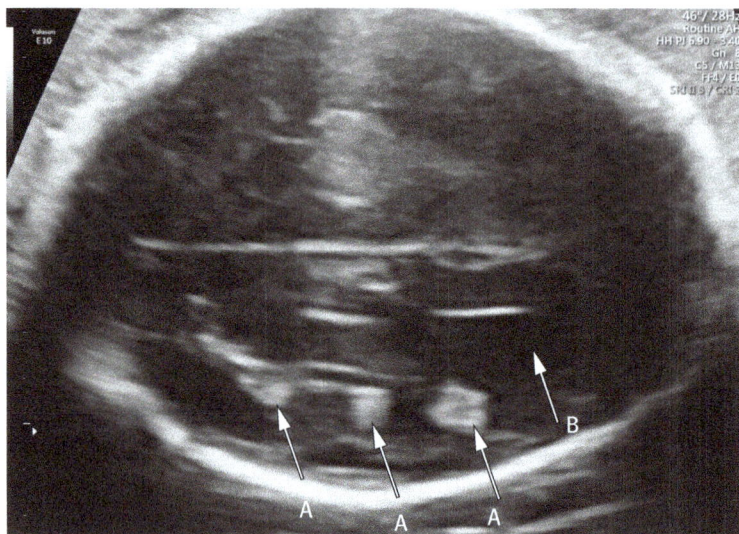

Abb. 2.17: Gleicher Fet wie in der Abb. zuvor, fetale CMV-Infektion. Auch im Axialschnitt sind die typischen echogenen Areale (Pfeile A) erkennbar. Das Hinterhorn des Hirn-Seitenventrikels erscheint noch normal (Pfeil B).

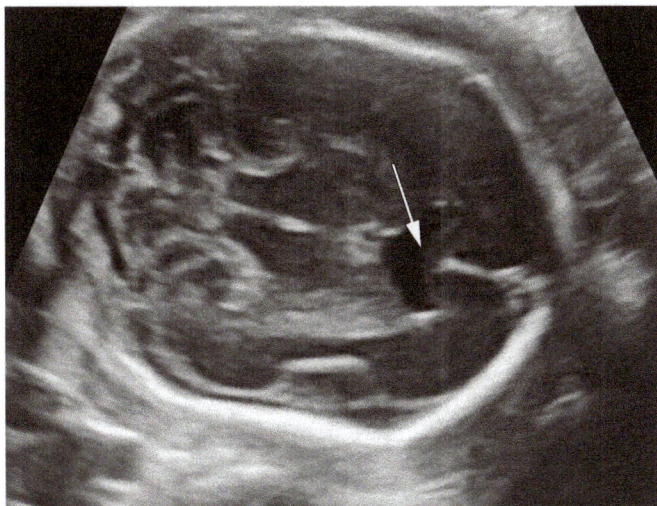

Abb. 2.18: Kopfquerschnitt: fehlendes *Septum pellucidum*, die Vorderhörner der Seitenventrikel kommunizieren miteinander (Pfeil). Ein *Cavum septi pellucidi* (das hier fehlt!) würde eine seitliche Begrenzung zum Seitenventrikel zeigen. Das Fehlen des *Septum pellucidum* kann ein Hinweis auf eine septooptische Dysplasie (De Morsier-Syndrom: Sehstörungen, Optikusatrophie, Hypophyseninsuffizienz) sein, aber auch mit normaler kindlicher Entwicklung einhergehen.

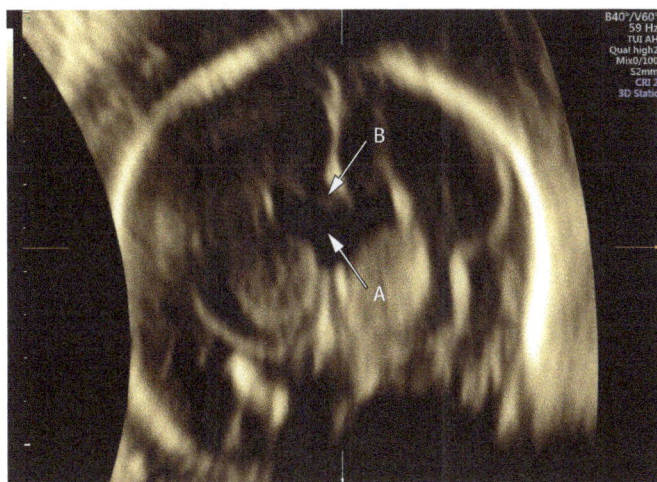

Abb. 2.19: Frontalschnitt bei *absent cavum septi pellucidi* (Pfeil A) im 3D VCI Modus, Schichtdicke 2 mm. Deutlich sichtbar ist die Verbindung der Vorderhörner der Seitenventrikel, da das *Septum pellucidum* fehlt. In dieser Bildebene ist das *Corpus callosum* im Querschnitt getroffen (Pfeil B).

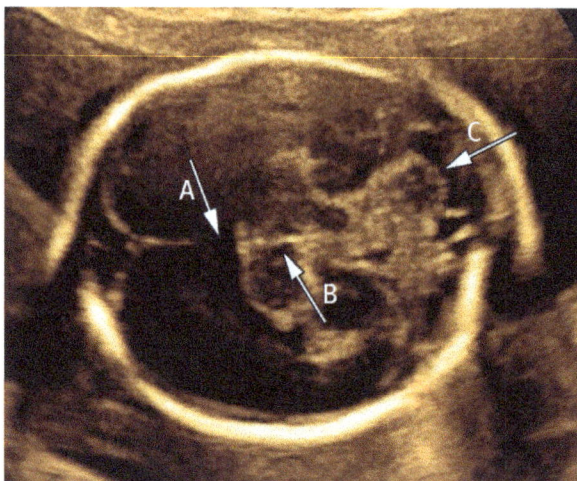

Abb. 2.20: Kopfquerschnitt: Lobare Holoprosenzephalie, die Vorderhörner der Seitenventrikel sind miteinander verbunden, die *Falx cerebri* ist frontal sichtbar und bricht dann ab (Pfeil A): Dies ist **kein** *Cavum septi pellucidi*! Die sonstigen Hirnstrukturen (Thalami) sind getrennt (Pfeil B). Solch diskrete Befunde können der Routinediagnostik entgehen, bleiben aber meist nicht ohne Entwicklungsstörungen des Kindes. Pfeil C: Kleinhirnhemisphäre. Dorsal findet sich kein knöcherner Defekt des Schädels, sondern ein Artefakt bei Schallauslöschung durch die Schädelkalotte bei Schrägschnitt.

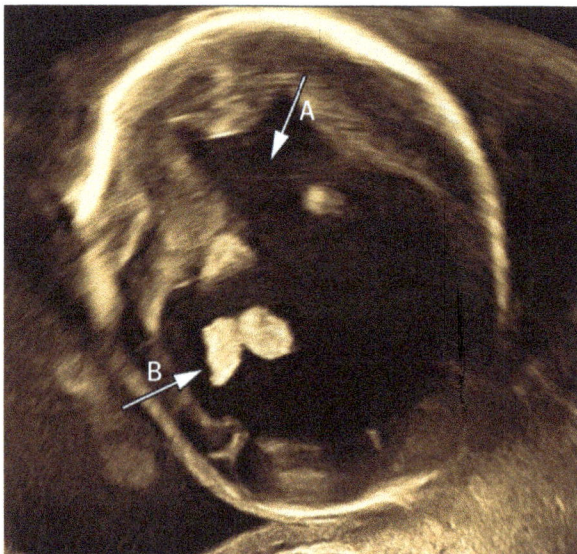

Abb. 2.21: Alobare Holoprosenzephalie: Die Hirnhälften sind nicht voneinander getrennt, es findet sich ein großer gemeinsamer Hirnventrikel, die *Plexus choroidei* sind sichtbar (Pfeil B). Häufig liegt eine Trisomie 13 vor. Auch bei normalem Chromosomensatz sehr schlechte Prognose. Pfeil A: Fehlen des Mittelechos; Pfeil B: Anteile des *Plexus choroideus*.

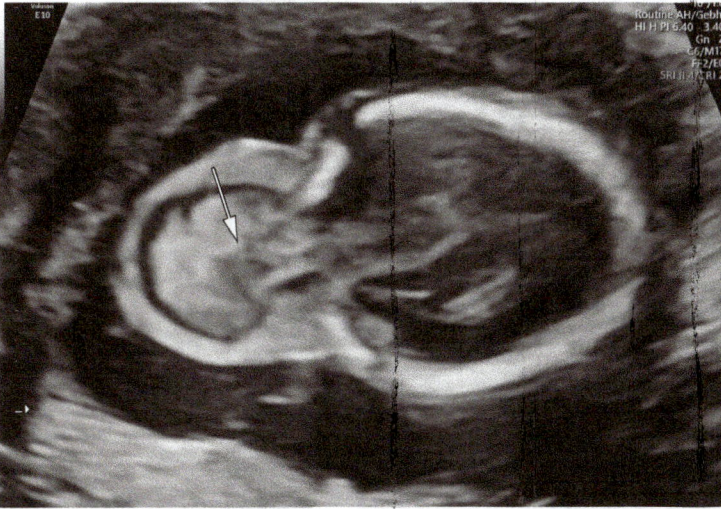

Abb. 2.22: Meckel-Gruber-Syndrom mit deutlicher Enzephalozele (Pfeil). Zu diesem Fehlbildungskomplex gehört weiterhin die postaxiale Hexadaktylie und eine zystische Nierendysplasie (siehe nachfolgende Abbildung). Letztere bedingt in der Folge ein Oligo- bis Anhydramnion. Auch andere fetale Strukturen wie Herz, Gesicht, ZNS oder Verdauungstrakt können betroffen sein. Die Prognose ist infaust.

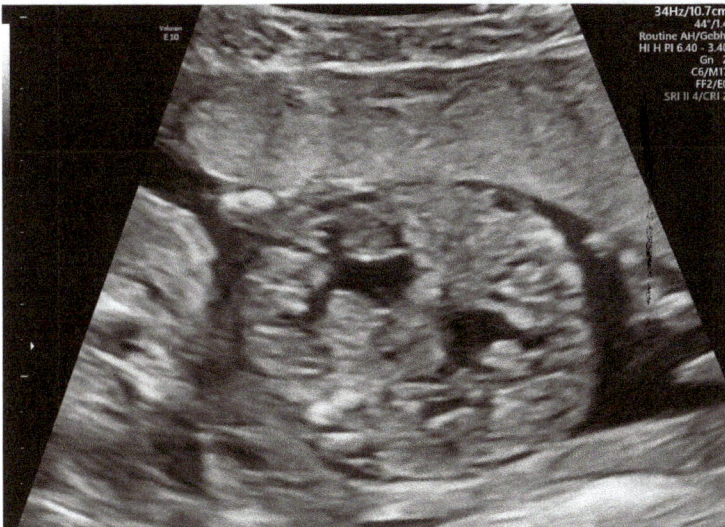

Abb. 2.23: Gleicher Fet wie in vorangegangener Abbildung bei Meckel-Gruber-Syndrom. Querschnitt durch das Abdomen mit bilateral, deutlich vergrößerten, zystischen, echogenen Nieren.

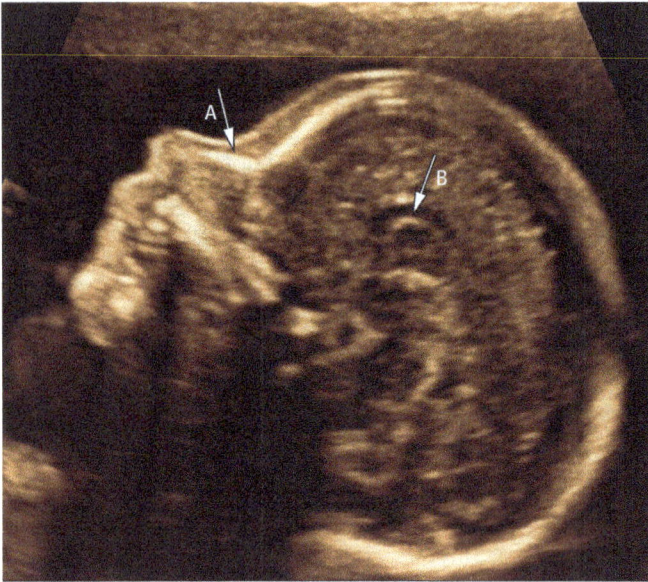

Abb. 2.24: Profil 22. SSW mit Nasenbein (Pfeil A) und normaler pränasaler Hautdicke, Normalbefund, ein Teil des *Corpus callosum* (Pfeil B) kommt zur Darstellung. Das Kinn erscheint normal, keine Retrogenie.

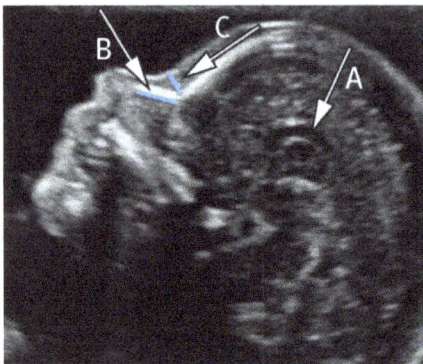

Abb. 2.25: Darstellung des fetalen Profils mit 22. SSW: Darstellung des *Corpus callosum* (Pfeil A). Hinweiszeichen für Chromosomenanomalien im Zweittrimester-Screening haben bei gutem Ergebnis des Ersttrimester-Screenings (normaler kombinierter Test aus Nackentransparenz und maternaler Serumbiochemie [PAPP-A, freies β-HCG]) an Bedeutung verloren, lassen sich doch bei bis zu 20 % aller Feten im zweiten Trimenon Softmarker nachweisen (Entezami, 2005). Als relevante Softmarker gelten heute neben der *Arteria lusoria* (ARSA) Auffälligkeiten des fetalen Nasenbeins. Neben der Nasenbeinhypo- bzw. -aplasie hat das Verhältnis pränasale Hautdicke zu Nasenbeinlänge in den letzten Jahren Beachtung gefunden. Eine Ratio von > 0,8 gilt als Softmarker, der aber per se keine krankhafte Bedeutung hat, sondern lediglich auf ein erhöhtes Risiko für Trisomie 21 hinweisen kann. Hier Messung der Ratio aus pränasaler Hautdicke und Nasenbeinlänge (euploider Fet); Pfeil B: Messung der Nasenbeinlänge; Pfeil C: Messung der pränasalen Hautdicke.

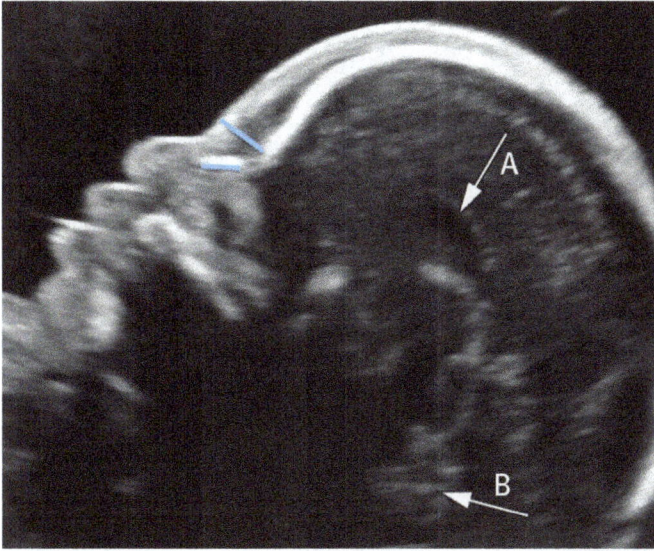

Abb. 2.26: Messung der Ratio pränasale Hautdicke zu Nasenbeinlänge: hier auffällige Ratio bei einem Feten mit Trisomie 21; Pfeil A: *Cavum septi pellucidi* im Längsschnitt unterhalb des *Corpus callosum*; Pfeil B: Kleinhirnwurm *(Vermis cerebelli)*.

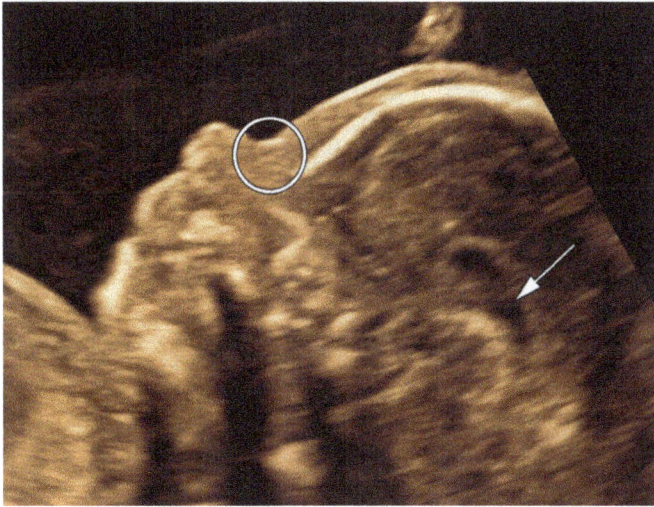

Abb. 2.27: Fetales Profil: Fehlende Ossifikation des Nasenbeins (Kreis). Die Nase selbst ist völlig normal. Die werdenden Eltern befürchten bei der Mitteilung solch eines Befundes oft, dass das Kind entstellt aussehen könnte, was überhaupt nicht zu erwarten ist. Statistisch erhöhtes Risiko für Trisomie 21, hier: chromosomaler Normalbefund, auch sonst postpartal gesundes Kind. Hilfreich in Zweifelsfällen: die Beachtung des Profils der Eltern und Geschwister des Feten: Die Nase muss nicht per se klein sein, die knöcherne Nasenwurzel erscheint aber oft auffällig schmal oder eingesunken. Pfeil: das *Cavum septi pellucidi* im Längsschnitt unterhalb des *Corpus callosum*.

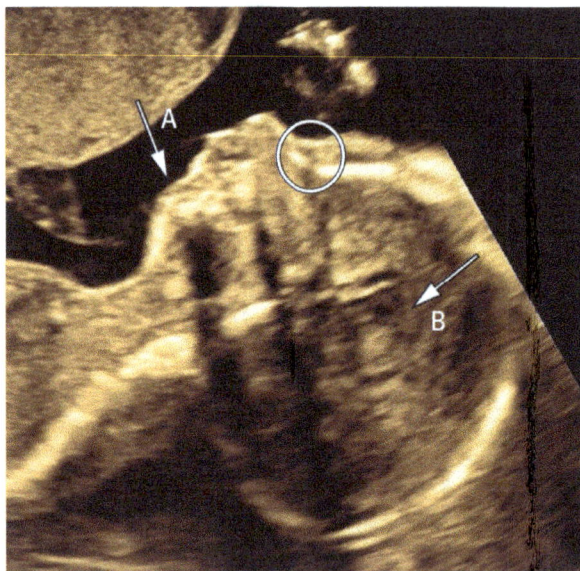

Abb. 2.28: Auffälliges Profil mit auffälligem Quotienten pränasale Dicke zu Nasenbein (Kreis) und Retrogenie (Pfeil A): hier Trisomie 18. Das *Corpus callosum* (Pfeil B) ist sichtbar.

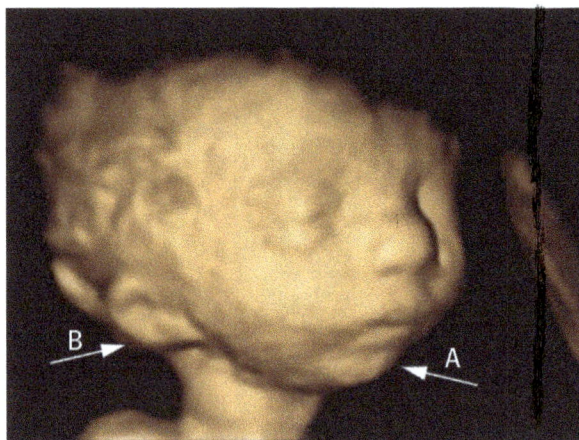

Abb. 2.29: 3D-surface-Mode: Gesicht bei Trisomie 18 mit ausgeprägter Retrogenie (Pfeil A) und tiefsitzenden Ohren (Pfeil B). Dies können Zusatzparameter sein bei schweren organischen Fehlbildungen, die auf Trisomie 18 hinweisen oder zumindest meist einer Vielzahl diskreter Softmarker neben dem auffälligen Gesicht.

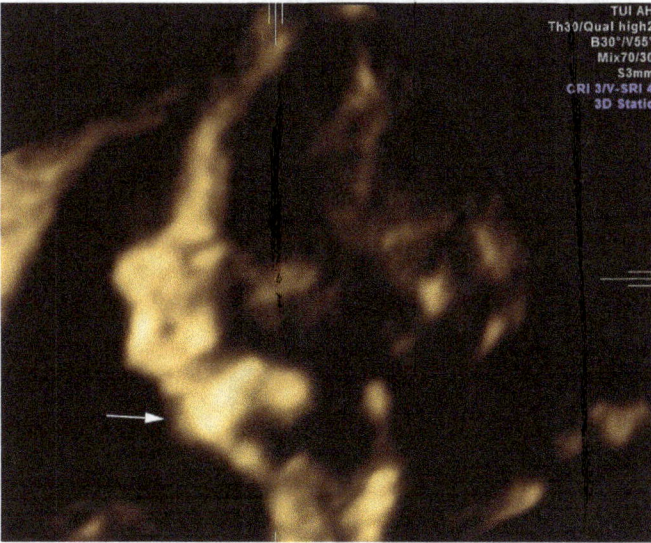

Abb. 2.30: Fetales Profil, hier hochauffälliger Befund: typische Retrognathie (Pfeil) bei Pierre-Robin-Sequenz im 3D-VCI-Mode. Typischerweise mit einer Gaumenspalte vergesellschaftet. Lippe und Kiefer sind intakt (auf diesem Schnittbild nicht zu beurteilen). Die pränatale Diagnose kann relevant sein, weil neonatal erhebliche Atemprobleme auftreten können.

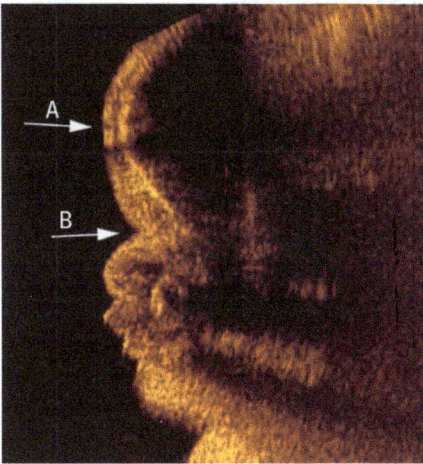

Abb. 2.31: Fetales Profil: hochauffälliger Befund: typisches *„frontal bossing"* (Vorwölbung der Stirn [Pfeil A] mit eingesunkener Nasenwurzel [Pfeil B]) bei einigen Skelettdysplasien und anderen Syndromen, Nasenspitze und Stirnvorderkante liegen auf einer vertikalen Linie. Auffällig wurde der Fet durch extrem kurze Extremitätenknochen, das Profilbild hilft differentialdiagnostisch weiter.

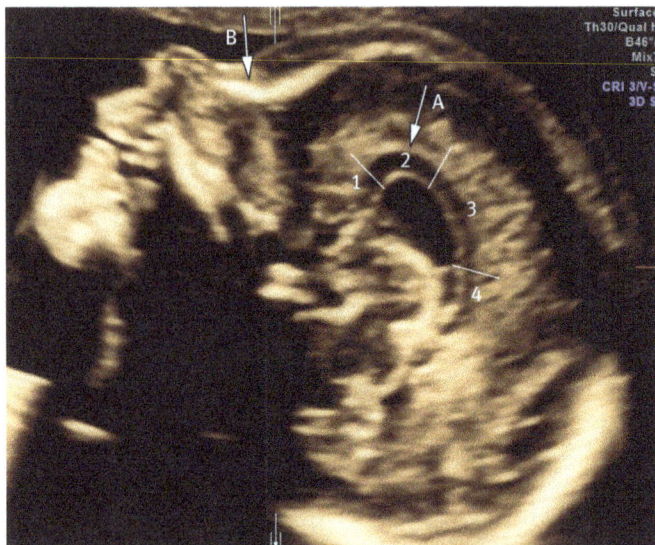

Abb. 2.32: Fetales Profil: Sagittalschnitt mit Darstellung des *Corpus callosum* (Pfeil A) mit seinen Abschnitten: (1) *Rostrum*, (2) *Genu*, (3) *Corpus*, (4) *Splenium*, Pfeil B: Nasenbein.

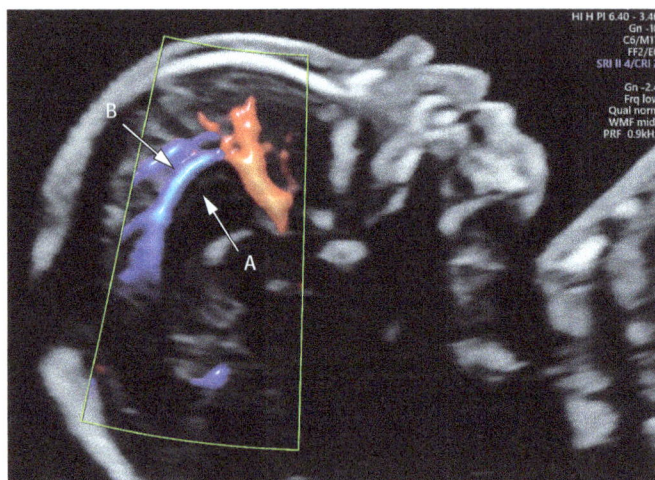

Abb. 2.33: Fetales Profil: Darstellung des *Corpus callosum* (Pfeil A) und der *Arteria pericallosa* (Pfeil B), die sich im Verlauf oberhalb des *Corpus callosum* darstellt.

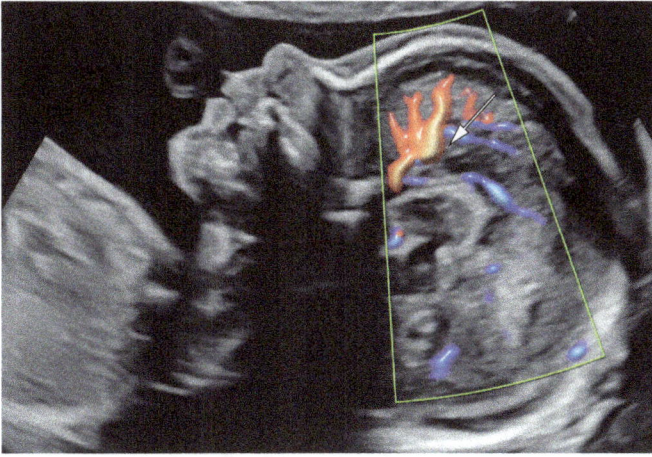

Abb. 2.34: Sagittalschnitt des fetalen Kopfes bei *Corpus-callosum*-Agenesie, normales Profil, die arteriellen Gefäße verlaufen nicht bogenförmig um das *Corpus callosum*, sondern „brechen ab" und ziehen nach kranial (Pfeil).

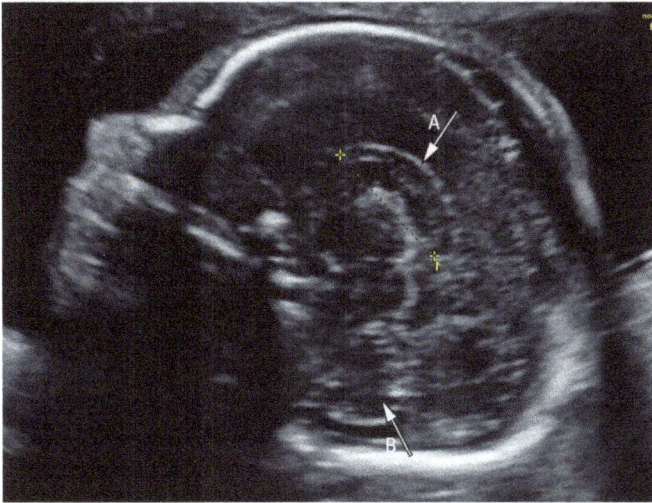

Abb. 2.35: Partielle *Corpus-callosum*-Agenesie (*Corpus-callosum*-Dysgenesie): Das *Corpus callosum* erscheint mit einer Länge von 20 mm für 23 + 2 SSW zu klein. Mit abgeschlossener 22. SSW ist eine Länge des Corpus callosum unter 20 mm als suspekt zu betrachten. Bis zur endgültigen Klärung des Befundes schließen sich aber oft noch quälende Wochen der Verlaufsbeobachtung, Beratung und Überprüfung des Befundes durch Zweit- und Drittuntersucher an. Das fetale MRT hilft aufgrund der begrenzten Auflösung des MRT (deutlich schlechter als im Ultraschall) und der oftmals begrenzten Untersucherexpertise leider vor der 26. SSW nur in der Hand sehr erfahrener Radiologen weiter. Dies trifft für die paidopathologische Beurteilung derartiger Befunde *post abruptionem* leider auch in späteren Schwangerschaftswochen in noch höherem Masse zu. Hier muss generell bedacht werden, dass Obduktionsbefunde bei ZNS-Auffälligkeiten aufgrund der schnell voranschreitenden Autolyse des Nervengewebes nur eine sehr begrenzte Aussagekraft haben. Pfeil A: *Corpus callosum*; Pfeil B: *Vermis cerebelli*.

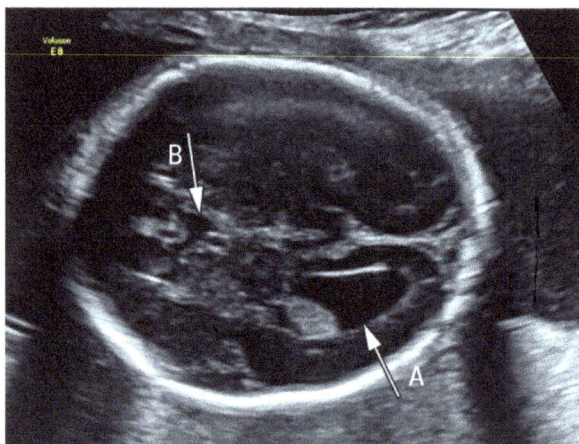

Abb. 2.36: Partielle *Corpus-callosum*-Agenesie (CCA) mit 23 SSW, derselbe Fet wie in Abb. 2.35: *Corpus*-callosum-Dysgenesie: Hinterhorn des Hirnseitenventrikels erweitert (Pfeil A), *Cavum septi pellucidi* darstellbar (Pfeil B), erscheint aber kürzer als normal. Der Nachweis des *Cavum septi pellucidi* im Querschnitt des fetalen Köpfchens schließt lediglich die komplette *Corpus-callosum*-Agenesie aus, bei der partiellen *Corpus-callosum*-Agenesie oder *Corpus-callosum*-Dysgenesie ist das *Cavum septi pellucidi* darstellbar, die Form aber häufig auffällig. Hier hilft dann die Darstellung im Sagittalschnitt und Biometrie des *Corpus callosum* weiter. Leider ist die Prognose der *Corpus-callosum*-Dysgenesie wider Erwarten nicht besser als bei kompletter *Corpus-callosum*-Agenesie (Volpe, 2006), größere Fallzahlen wären aber zur Prognosestellung wünschenswert.

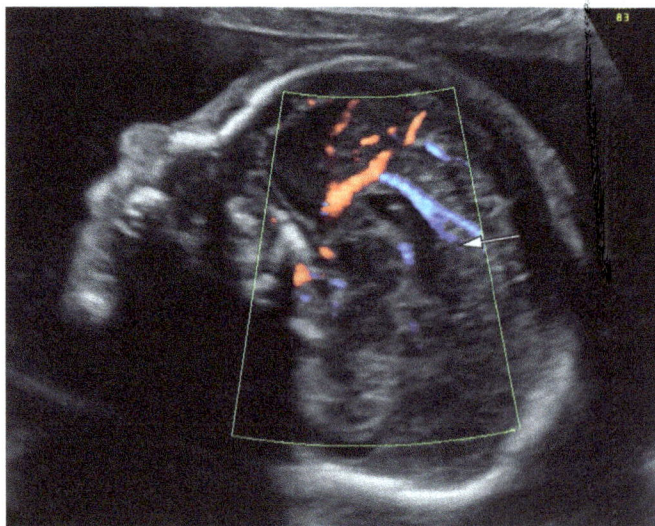

Abb. 2.37: Partielle CCA mit 23 SSW, derselbe Fet wie in Abb. 2.35: *Corpus-callosum*-Dysgenesie (partielle Agenesie des *Corpus callosum*): Gefäße sind darstellbar, aber nicht im normalen Verlauf bis nach dorsal zu verfolgen (Pfeil).

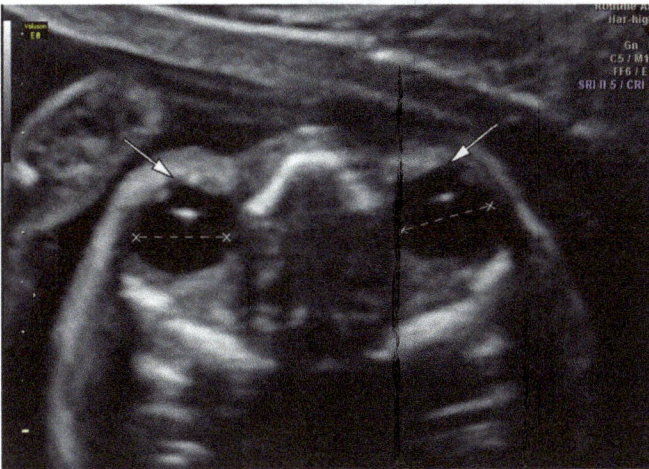

Abb. 2.38: Augenbulbi von frontal mit darin sichtbarer Augenlinse als weißliche Ringstruktur, Messung des äußeren und inneren Augenabstandes; Pfeile: Augenlinsen.

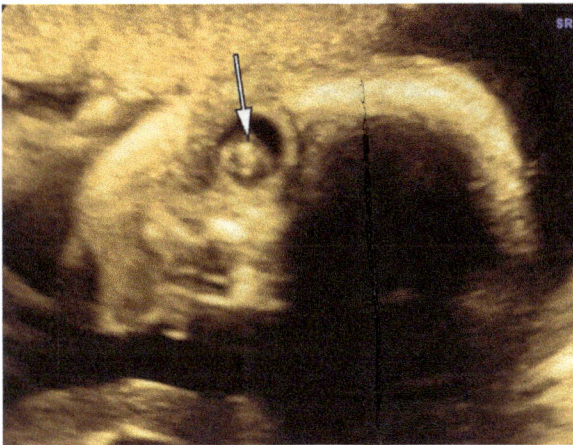

Abb. 2.39: Darstellung des fetalen Auges: hier fetaler Katarakt bei einem familiären OFCD-Syndrom (*Oculo-facio-cardio*-dentales Syndrom), X-chromosomal-dominant vererbt mit Letalität bei männlichen Feten. (Pfeil: Augenbulbus rechts und echodichte Linse). Das linke Auge wird von der Nase verschattet.

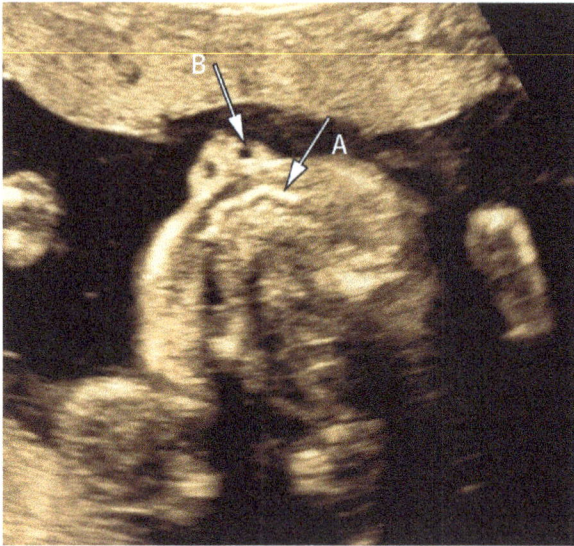

Abb. 2.40: Darstellung des fetalen Gesichts: Aufsicht auf Oberlippe, Oberkiefer (Pfeil A) und Nasenlöcher (Pfeil B), hier intakte Strukturen: kein Anhalt für Lippen- oder Lippen-Kiefer-Gaumenspalte.

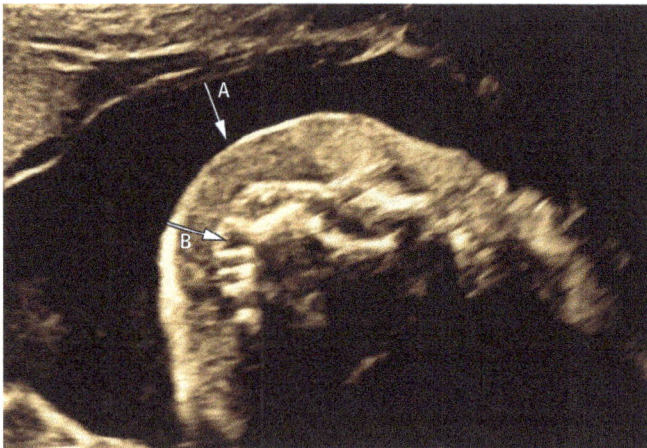

Abb. 2.41: Fetales Gesicht: Oberlippe (Pfeil A) und Oberkiefer in der Aufsicht von kaudal: die Zahnanlagen sind gut sichtbar (Pfeil B). Die scheinbare Verdickung einer Wange ist durch den Schrägschnitt bedingt.

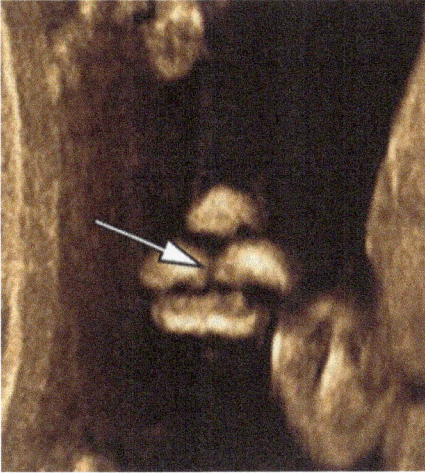

Abb. 2.42: Aufsicht auf die Oberlippe von vorn, hier Lippenspalte (Pfeil), in diesem Fall Lippen-Kiefer-Gaumenspalte mit Holoprosenzephalie (auf diesem Schnittbild natürlich nicht zu beurteilen).

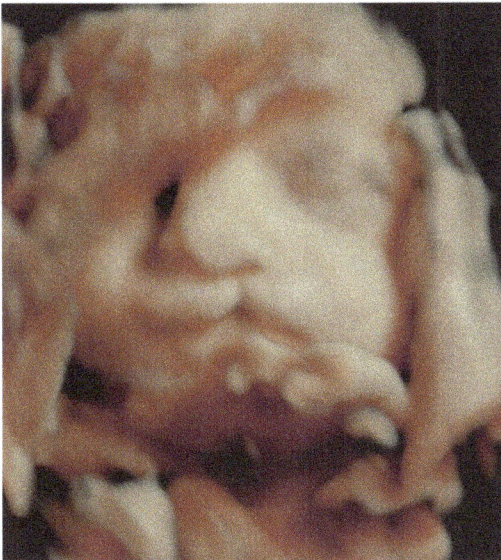

Abb. 2.43: Isolierte Lippenspalte links, *3D-HD Rendering Surface Mode*. Das Gesicht wird partiell von der Plazenta und der Nabelschnur verdeckt.

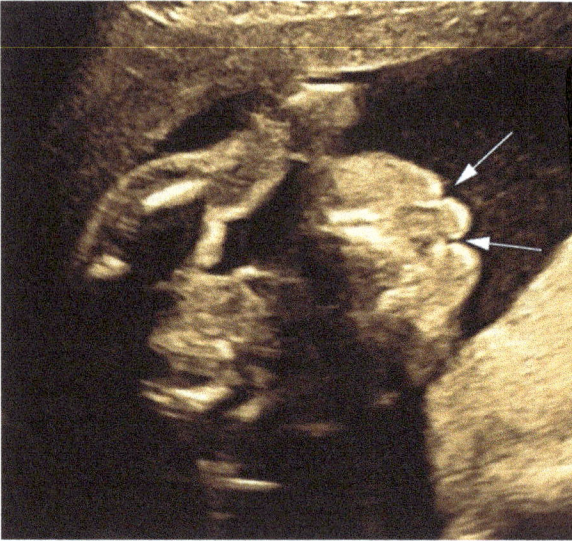

Abb. 2.44: Aufsicht auf Lippe und Kiefer von kaudal: Doppelseitige Lippen-Kiefer-Gaumenspalte (Pfeile), auf diesem Schnittbild ist nur die doppelseitige Lippenspalte sichtbar.

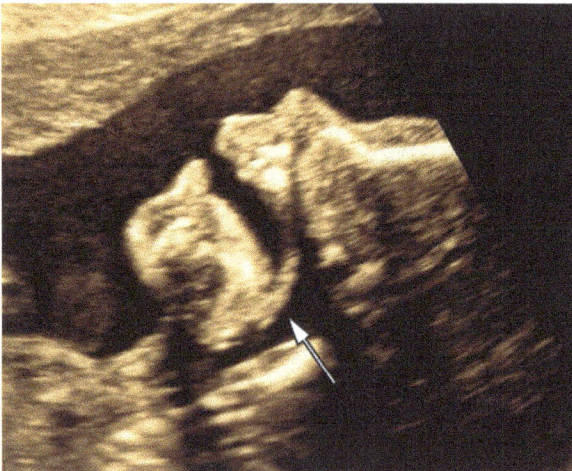

Abb. 2.45: Fetales Profil: Leicht geöffneter Mund mit Darstellung der Zunge, die vom weichen Gaumen und der Uvula (Pfeil) bedeckt wird: keine Gaumenspalte: die Gaumenspalte geht immer (Ausnahme submuköse Gaumenspalte) mit einem Fehlen der Uvula einher (Wilhelm, 2010).

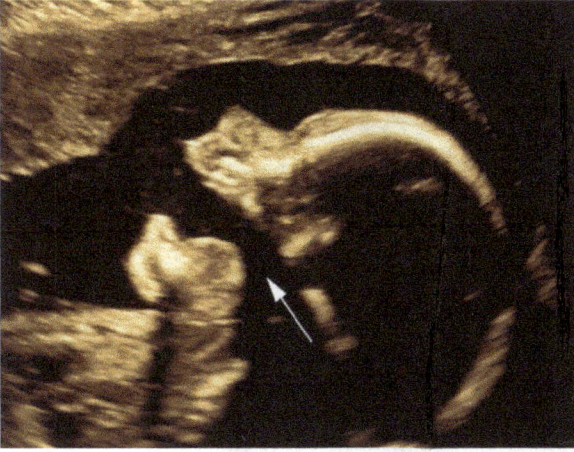

Abb. 2.46: Fetales Profil, geöffneter Mund: hier isolierte Gaumenspalte, die Abdeckung der Zunge zum Nasenraum fehlt (Pfeil). Lippe und Kiefer sind intakt (auf diesem Schnittbild nicht zu beurteilen).

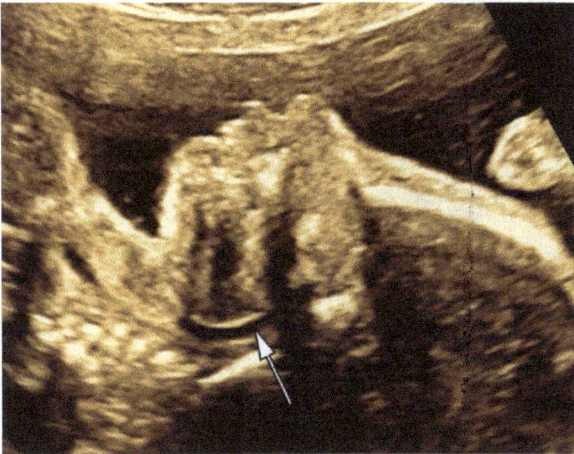

Abb. 2.47: Isolierte Gaumenspalte: der Rachen wird von der Zunge nach dorsal begrenzt, die Uvula und der weiche Gaumen fehlen. Weicher Gaumen und Uvula würden etwa hier (Pfeil) enden und nicht bis zur Glottis durchziehen.

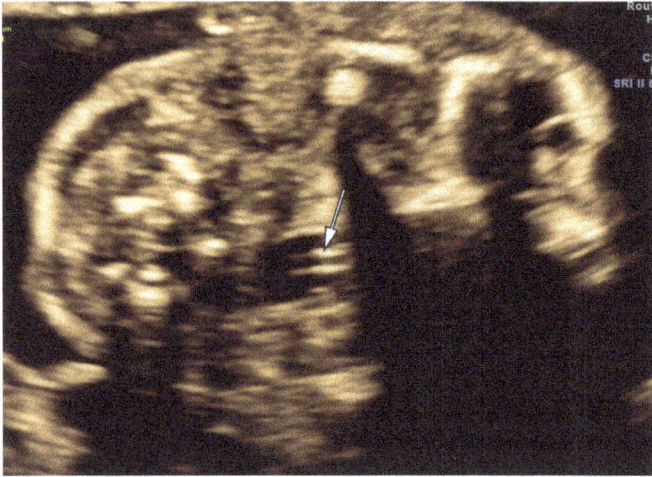

Abb. 2.48: Querschnitt durch den Rachen mit Darstellung der Uvula als Hinweis auf einen intakten Gaumen (Pfeil) („Gleichheitszeichen", *Equals-Sign* nach Wilhelm).

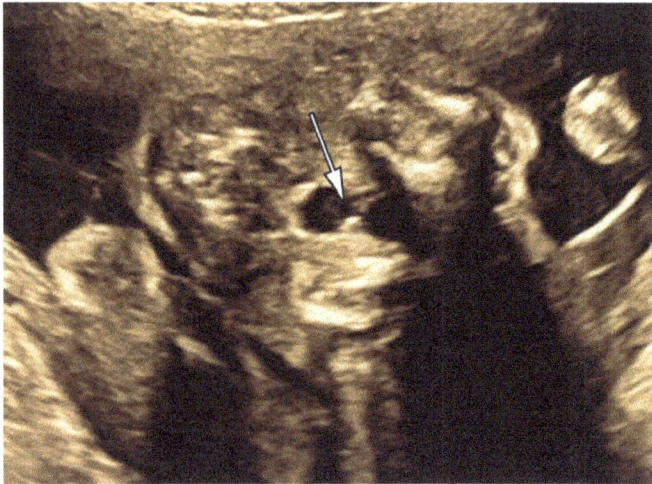

Abb. 2.49: Die gleiche Schnittebene wie in Abb. 2.48: fehlendes Gleichheitszeichen (Pfeil) bei Lippen-Kiefer-Gaumenspalte.

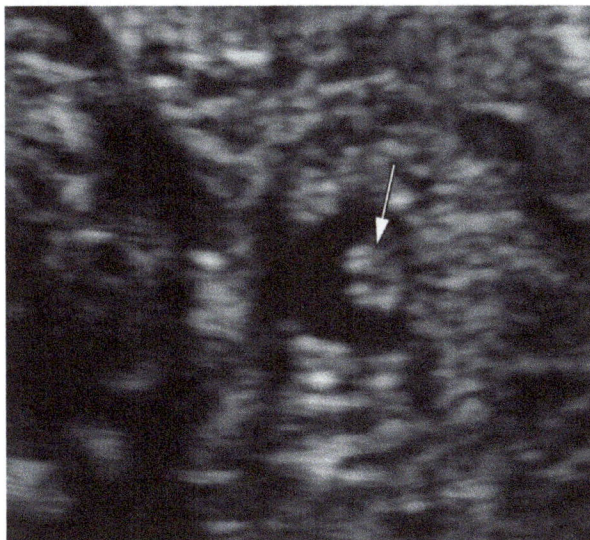

Abb. 2.50: *Uvula bifida* als mildeste Form der isolierten Gaumenspalte (Pfeil). Embryologisch schließt sich der weiche Gaumen von hinten nach vorne unabhängig von Lippe und Kiefer. Dementsprechend kann auch bei intakter Lippe und Kiefer eine isolierte Gaumenspalte vorliegen. Gaumenspalten gehen gehäuft mit syndromalen Erkrankungen und chromosomalen Anomalien, wie z. B. der Mikrodeletion 22q11 einher. Gelegentlich finden sich auch autosomal-dominant vererbte familiäre isolierte Gaumenspalten.

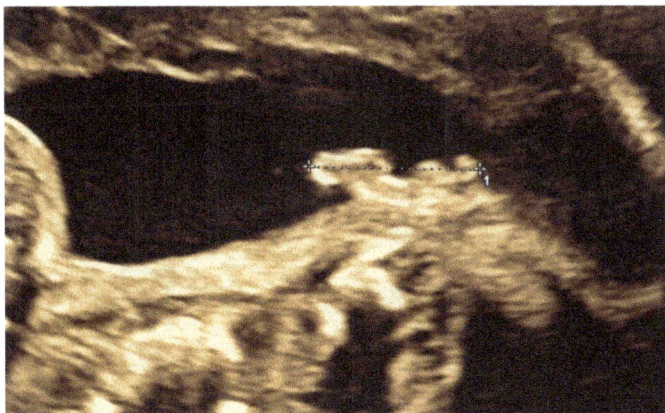

Abb. 2.51: Messung des fetalen Ohres: Die Darstellung der Ohren gelingt lagebedingt nicht immer, häufig lässt sich nur eine Seite gut beurteilen. Im zweiten Trimenon sollte die Ohrgröße nicht wesentlich kleiner als der BIP/4 sein (4 × Ohrlänge = BIP).

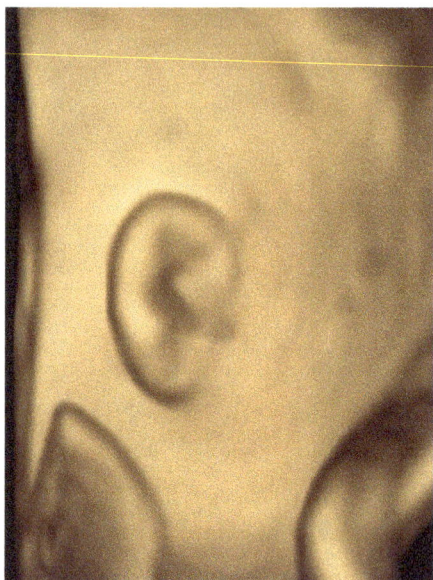

Abb. 2.52: Ohr in 3D: im zweiten Trimenon noch glatte Helix und wenig differenzierte Konturen (normal).

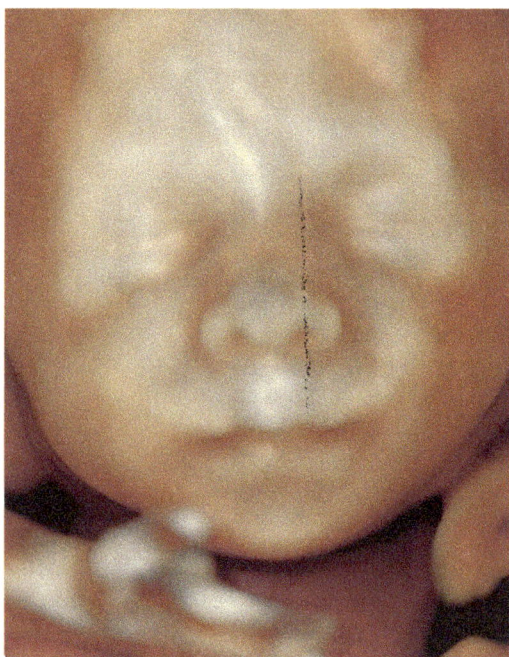

Abb. 2.53: *3D-Surface-Mode*-Gesichtsdarstellung, individuelle Gesichtszüge sind nach der 20. SSW zu erwarten.

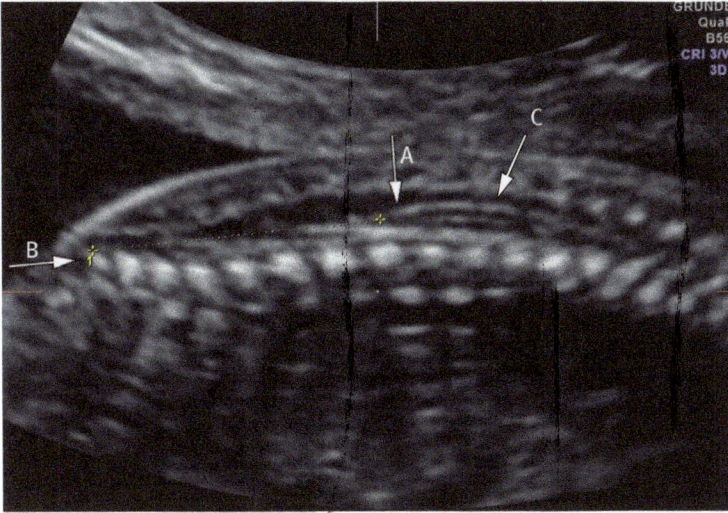

Abb. 2.54: Längsschnitt des fetalen Rückens, Wirbelsäule längs mit Darstellung der Wirbelkörper, des Rückenmarks und des *Conus medullaris* (Pfeile): der normale Mindestabstand des *Conus medullaris* zur Steißbeinspitze sollte nicht deutlich kürzer als Femurlänge (in mm) – 8 sein (Hoopmann 2011, 2012). Ein normaler Höhenstand des *Conus medullaris* macht auch eine diskrete *Spina bifida* sehr unwahrscheinlich. Ein zu tiefer Stand des *Conus medullaris* ist beim „*Tethered cord*" zu erwarten. Inwieweit ein Tiefstand des *Conus medullaris* ein Hinweis auf die pränatal meist verpasste Diagnose der Analatresie bei VACTERL-Assoziation oder als isolierter Befund sein kann, bleibt abzuwarten. Pfeil A: *Conus medullaris*; Pfeil B: Steißbeinspitze, Pfeil C: Rückenmark.

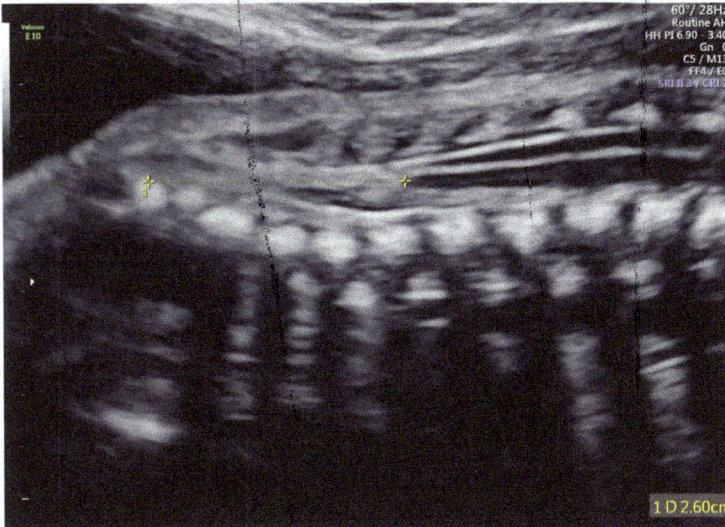

Abb. 2.55: 27 + 0 SSW, Wirbelsäule im Sagittalschnitt mit Wirbelkörpern und *Conus medullaris*. „*Tethered cord*" mit verkürztem Abstand des *Conus medullaris* zum letzten Steißbeinwirbel (hier 26 mm, gemessene Femurlänge 49 mm). Postpartal Diagnose eines Lipoms als typische Ursache dieser anatomischen Veränderung.

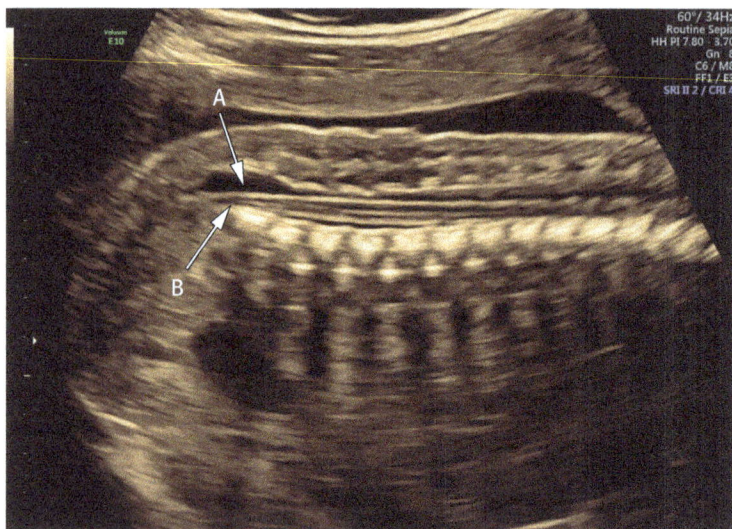

Abb. 2.56: „*Tethered cord*" bei *gedeckter* Spina bifida im Sakralbereich (Pfeil A). Der *Conus medullaris* befindet sich im untersten Bereich des *Os sacrum* (Pfeil B). Typisch bei *Spina bifida occulta* lagen keine Kopfzeichen (*Lemon-Sign*, *Banana-Sign*) vor.

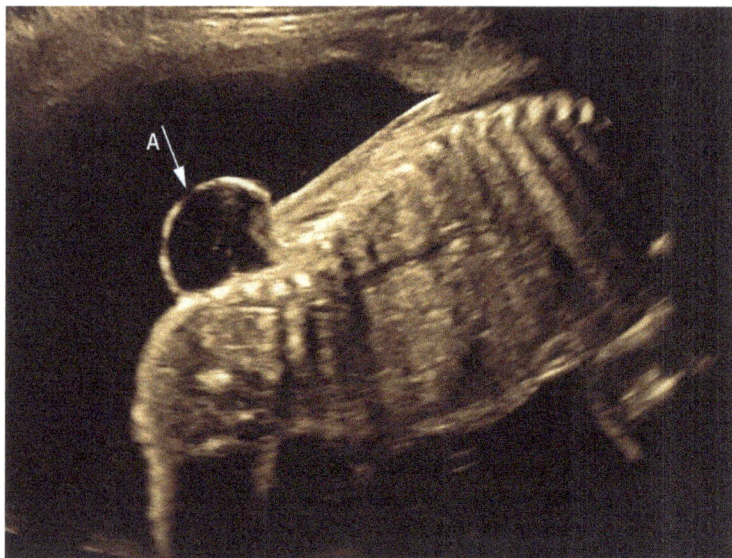

Abb. 2.57: Längsschnitt des fetalen Rückens: Hautdefekt bei offenem Neuralrohrdefekt, Vorwölbung lumbosakral bei *Spina bifida aperta* mit lumbosakraler Myelomeningozele (Pfeil A): Weder das Vorliegen oder Fehlen der Kopfzeichen *Banana-Sign* und *Lemon-Sign*, noch die Beweglichkeit der unteren Extremitäten oder der Nachweis eines *Pes equinovarus* lassen eine sichere Prognose zu. Ebenfalls eine begrenzte prognostische Aussagekraft in Bezug auf spätere Gehfähigkeit, Blasen- und Darmfunktion hat der Höhenstand der Läsion.

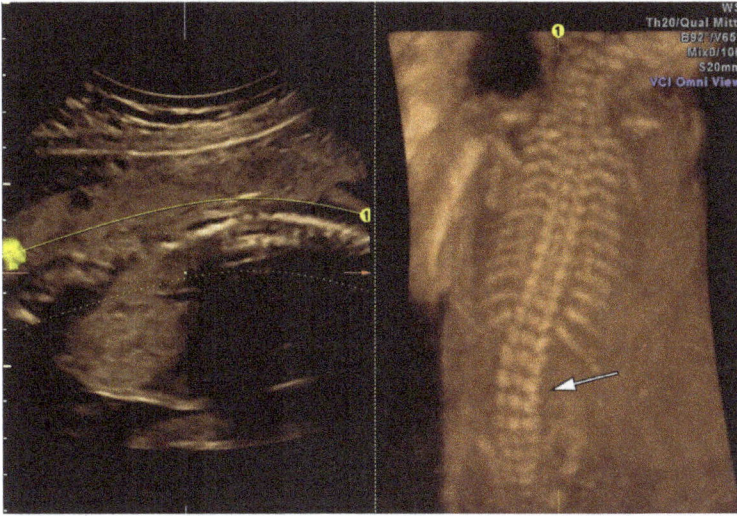

Abb. 2.58: Darstellung von Rücken, Wirbelsäule und Brustkorb mittels 3D-VCI Technik: hier: Normalbefund, „Verkrümmungen", (Pfeil) wie hier dargestellt, sind lagebedingt. Bei Bedarf lassen sich die Rippen in dieser Ansicht gut zählen, was aber für die Routinediagnostik keine Relevanz hat.

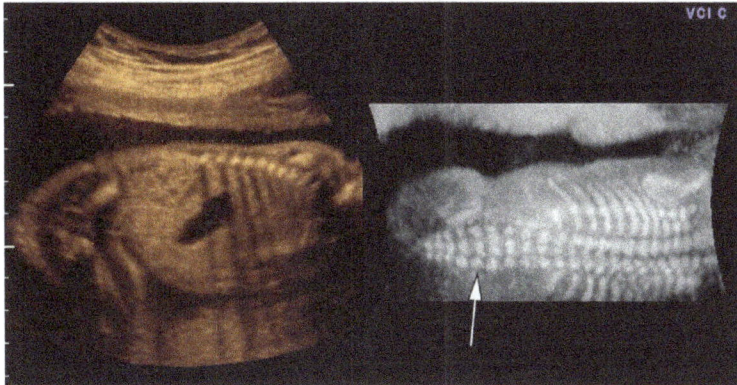

Abb. 2.59: 3D-VCI-Technik bei *Spina bifida aperta* mit Darstellung des Auseinanderweichens der Wirbelkörper lumbal (Pfeil).

3 Thorax und Herz

Der obere Rumpf mit Thorax, Herz, Mediastinum und Hals umfasst lebenswichtige Organsysteme und wird routinemäßig systematisch beim Zweittrimester-Screening untersucht. Der Nacken, zum Hals gehörend, wurde bereits im Kapitel Kopf abgehandelt.

Die größte Bedeutung haben neben der Erkennung von Herzfehlern die Diagnose der Zwerchfellhernie, da bei dieser Fehlbildung pränatale Interventionsmöglichkeiten bestehen und die korrekte Diagnose von Begleitfehlbildungen und begleitenden chromosomalen Anomalien sehr wichtig sind. Des Weiteren kann die Wahl des Entbindungsortes mit optimaler neonatologischer Erstversorgung für das Überleben und die Prognose des Kindes entscheidend sein.

Die Prävalenz von Herzfehlern liegt bei 8–10/1.000 Kinder. Ein Viertel bis ein Drittel sind der Gruppe der schweren Herzfehler zuzuordnen. Die Prävalenz schwerer Herzfehler ohne zusätzliche chromosomale Auffälligkeiten beträgt nach Eurocat-Register aber nur ca. 1 von 700 Schwangerschaften. 70 % der kongenitalen Vitien sind Vorhof- und Ventrikelseptumdefekte und häufig milde Pulmonalstenosen, die der pränatalen Diagnose meist entgehen.

Die höchste Relevanz für das Kind hat die pränatale Erkennung der Vitien mit hypoplastischem Links- oder Rechtsherz, die im Vierkammerblick erkennbar sind, und die ductusabhängigen Ausflusstraktanomalien wie die Transposition der großen Gefäße, die im Vierkammerblick nicht erkennbar sind (Fuchs, 2007).

Schließlich sei vor dem Hintergrund von Indikationslisten für die Durchführung des weiterführenden Ultraschalls und der fetalen Echokardiographie bemerkt, dass nur 20 % aller Kinder mit angeborenem Herzfehler aus einer Familie mit diesbezüglich auffälliger Anamnese stammen. (Abuhamad/Chaoui, 2010).

Die Einstellung des Vierkammerblickes bereitet erfahrungsgemäß in der alltäglichen Routine durchaus Schwierigkeiten, die durch diverse Widrigkeiten (ungünstige Lage des Feten, Vorderwandplazenta, lebhafte Kindsbewegungen, Adipositas, Zeitdruck, unzureichende Gerätevoreinstellung) zu erklären sind. Wenn die Einstellung des Vierkammerblickes gelingt, ist die Erweiterung durch die Darstellung des Ausflusstraktes mit einem nur minimalen zeitlichen Mehraufwand verbunden, wenn man sich das Vorgehen einmal angewöhnt hat. Die ISUOG-Leitlinien für die fetale Echokardiographie (ISUOG, 2006) empfehlen für die Basisuntersuchung des Vierkammerblickes des Herzens folgendes Schema:
- normaler kardialer Situs, normale Achse und Position
- Herzfläche ungefähr ⅓ der Thoraxfläche
- überwiegender Anteil des Herzens im linken Hemithorax
- Vierkammerblick darstellbar
- kein Perikarderguss oder Hypertrophie des Herzens
- Vorhöfe etwa gleich groß
- Foramen ovale Segel schlägt in den linken Vorhof

https://doi.org/10.1515/9783110650594-003

- Herzkammern von etwa gleicher Größe
- keine Herzmuskelverdickung
- Moderatorband in der Spitze des rechten Ventrikels
- Ventrikelseptum (Apex bis Crux) intakt
- atrioventrikuläre Klappen offen und frei beweglich
- Die Trikuspidalklappe inseriert mehr in Richtung Herzspitze als die Mitralklappe (keine lineare Insertion der AV-Klappen).
- Der linke Ventrikel ist spitzenbildend. Das Herz schlägt im Sinusrhythmus im Normbereich (keine Tachy- oder Bradyarrhythmie).
- zusätzlich die Darstellung des Ausflusstraktes links und rechts

Pathologische Veränderungen der fetalen Lungen sind eher selten und meist klinisch nur gering relevant, wenn sie nicht beidseitig sind oder mit einem *Hydrops fetalis* einhergehen.

Tab. 3.1: Anforderungen an das Zweittrimester-Screening.

Erweiterter Basis-US	DEGUM I	DEGUM II	ISUOG
– auffällige Herz/Thorax-Relation (Blickdiagnose) – linksseitige Herzposition – persistierende Arrhythmie im Untersuchungszeitraum – Darstellbarkeit des Vierkammerblicks	**Thorax** – Diskrepanz zwischen Herz/Thorax-Relation, Fehlposition des Herzens – Arrhythmie – fehlende Darstellung des Vierkammerblicks – intrathorakale zystische Strukturen oder Ergüsse	**Thorax** – Lunge: Struktur **Herz** – Herzfrequenz und Herzrhythmus, qualitative Einschätzung von Größe, Form und Position des Herzens, Vierkammerblick, Links- und rechtsventrikulärer Ausflusstrakt **Zwerchfell** – Kuppelkontur im Längsschnitt	**Thorax** – normale Form und Größe des Herzens und der Lungen, kein Anhalt für Zwerchfellhernie **Herz** – positive Herzaktion – Vierkammerblick darstellbar an normaler Position – Links- und rechtsventrikulärer Ausflusstrakt

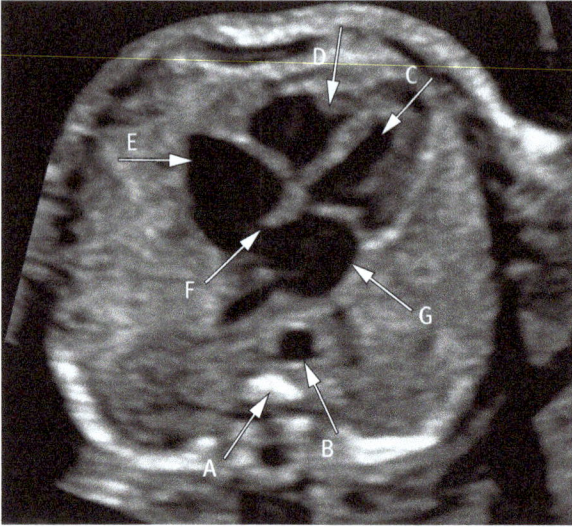

Abb. 3.1: Querschnitt durch den fetalen Thorax. Vierkammerblickebene: Normale Herz-Thorax-Relation, das Herz nimmt etwa ein Drittel der Thoraxfläche ein, Lage des Herzens normal, die Herzspitze weist nach links (I. Beckenendlage); Pfeil A: Wirbelsäule; Pfeil B: Aorta; Pfeil C: linker Ventrikel bildet die Herzspitze; Pfeil D: rechter Ventrikel mit Moderatorband; Pfeil E: rechter Vorhof; Pfeil F: *Foramen ovale*; Pfeil G: linker Vorhof mit Einmündung der Lungenvenen.

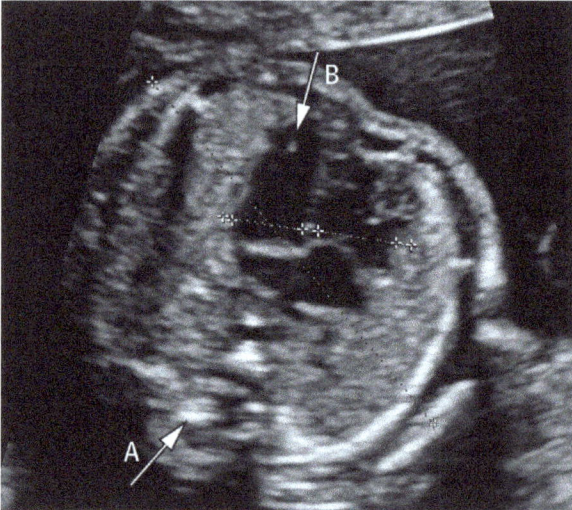

Abb. 3.2: Querschnitt durch den fetalen Thorax, Vierkammerblickebene: Mesokardie, die Herzgröße ist normal, die Herzspitze weist nach links, die Herzproportionen sind normal, das Herz liegt aber nicht zu ⅔ im linken Hemithorax wie normal, sondern in der Mitte des Thorax. Hier zusätzlich (auf dem Bild nicht sichtbar): persistierende obere Hohlvene links, eine Normvariante, die sich gehäuft bei Mesokardie findet. Hier chromosomal (einschließlich del22q11-Ausschluss) unauffälliger Befund und auch postnatal gesundes Kind. Eine Mesokardie sollte zur Suche nach einer persistierenden oberen Hohlvene links veranlassen (Köster, 1981); Pfeil A: Wirbelsäule; Pfeil B: linker Ventrikel herzspitzenbildend (normal).

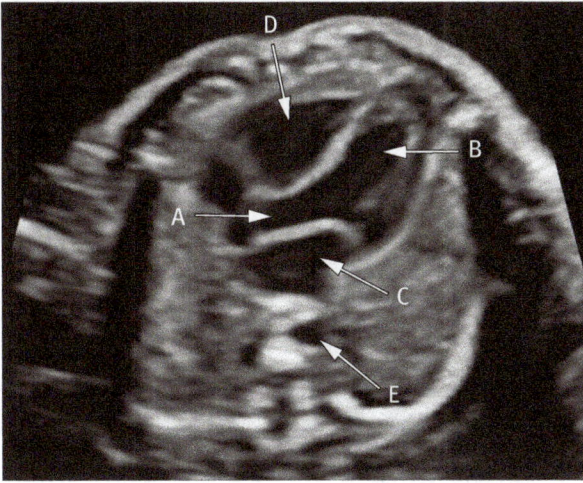

Abb. 3.3: Darstellung des linksventrikulären Ausflusstraktes, sog. Fünfkammerblick. Ausgehend vom apikalen Vierkammerblick erhält man bei leichtem Abkippen des Schallkopfes nach kranial diese Bildebene mit Darstellung des Abgangs der Aorta (Pfeil A) aus dem linken Ventrikel (Pfeil B); linker Vorhof (Pfeil C), rechter Ventrikel (Pfeil D). Links vor der Wirbelsäule befindet sich die *Aorta descendens* im Querschnitt (Pfeil E).

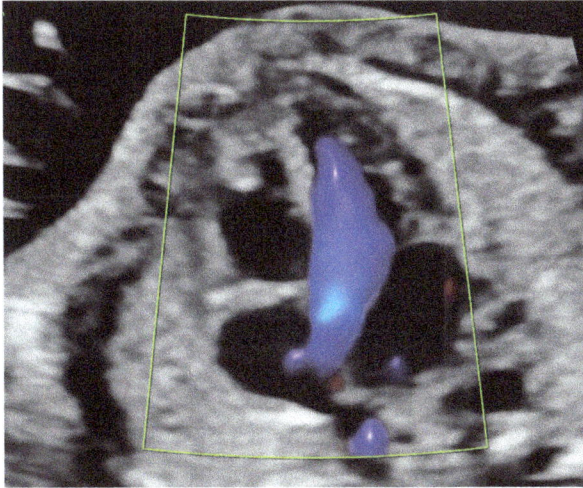

Abb. 3.4: Farbdopplersonographische Darstellung des linksventrikulären Ausflusstraktes in der Systole über die Aortenklappe in die *Aorta ascendens*.

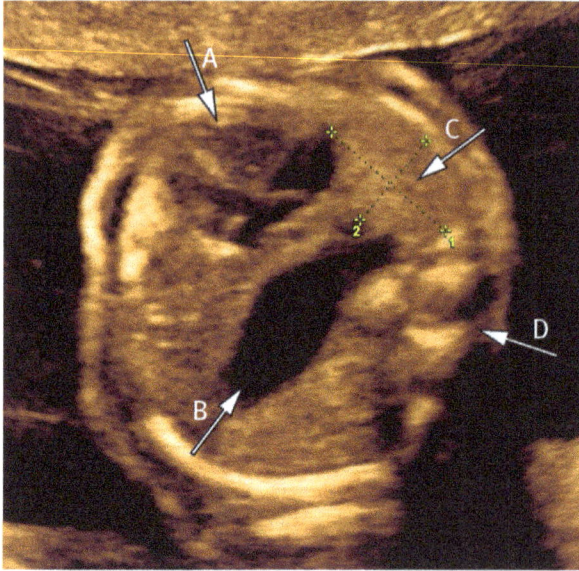

Abb. 3.5: Querschnitt durch den fetalen Thorax, Vierkammerblickebene, I. Schädellage, das Herz ist nach rechts verdrängt (Pfeil A), der Magen (Pfeil B) liegt intrathorakal bei Zwerchfellhernie links. Die Kreuze umfassend die rechte Lunge (Pfeil C) für die Berechnung der *Lung-to-Head*-Ratio (Lungenfläche/Kopfumfang, Werte unter 1 sind prognostisch ungünstig); Wirbelsäule rechts (Pfeil D).

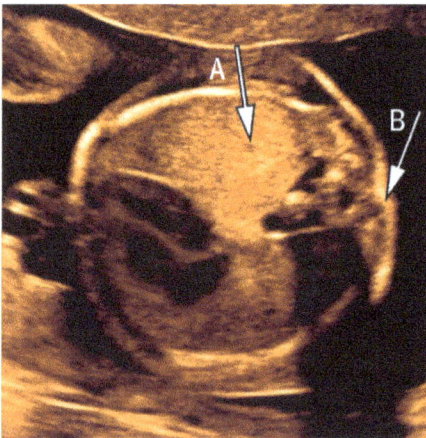

Abb. 3.6: Querschnitt durch den fetalen Thorax, Vierkammerblickebene: II. Beckenendlage, das Herz weist korrekt nach links, ist aber nach rechts verdrängt durch eine Vergrößerung der linken Lunge aufgrund eines linksseitigen Lungensequester (vermehrte Echogenität der linken Lunge, Pfeil A); Wirbelsäule (Pfeil B).

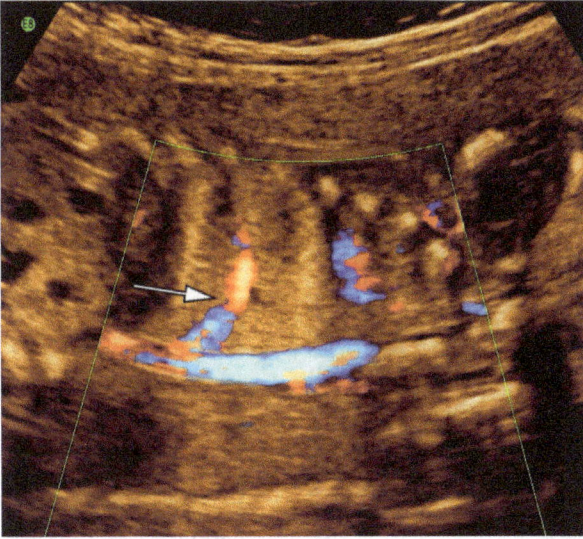

Abb. 3.7: Längsschnitt durch den fetalen Thorax: derselbe Fet wie in Abb. 3.6, ein arterielles Gefäß zieht von der Aorta in die Lunge: Lungensequester. Der Lungensequester wird direkt aus der Aorta vaskularisiert (Pfeil). Eine Lungenadenomatose würde über die pulmonalen Gefäße mitversorgt werden.

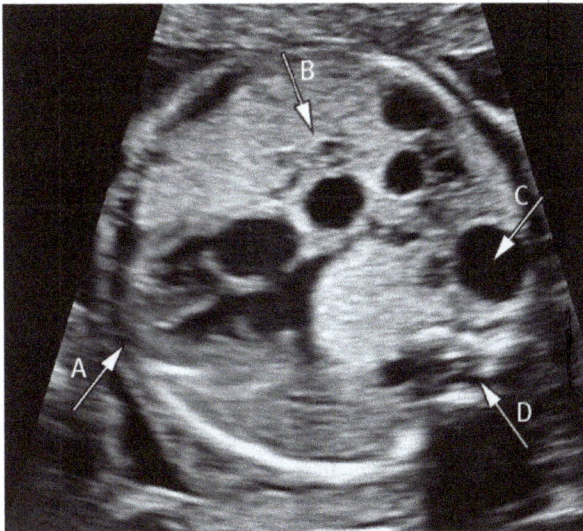

Abb. 3.8: Thoraxquerschnitt, Vierkammerblickebene: gestörte Herz-Thorax-Relation, das Herz ist nach links verdrängt (Pfeil A), die rechte Lunge teils echogen (Pfeil B), teils von echofreien Zysten durchsetzt (Pfeil C). Trotz der Mediastinalverschiebung findet sich kein *Hydrops fetalis*. Diagnose Lungenadenomatose (kongenital-zystische-adenomatöse Malformation, CCAM), gemischter Typ. Die Prognose ist in den meisten Fällen sehr gut. Zur Frage, inwieweit später das betroffene Gewebe reseziert werden sollte, gibt es keine eindeutigen Empfehlungen; Wirbelsäule (Pfeil D).

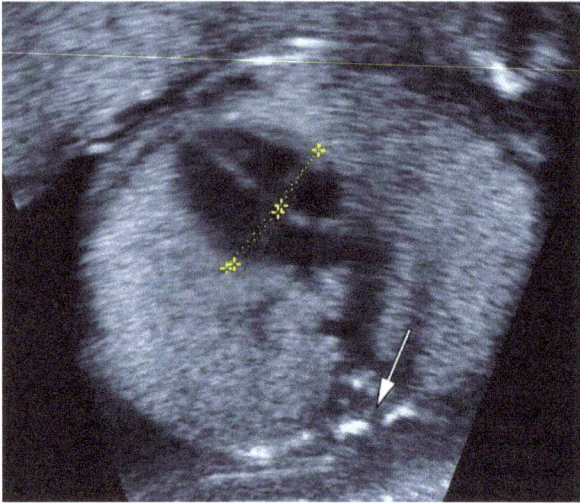

Abb. 3.9: Querschnitt durch den fetalen Thorax, Vierkammerblickebene: Herz-Thorax-Relation nicht normal, hochechogene Lungen und komprimiert erscheinendes Herz bei Trachealatresie (*Congenital High Airway Obstruction Sequence*, CHAOS-Sequenz). Die Herzgröße selbst ist normal (Messkreuze), die Lungen sind vergrößert, weil das Sekret der Lungen sich aufgrund der Trachealatresie in den Lungen staut, dadurch auch die vermehrte Echogenität; Wirbelsäule (Pfeil).

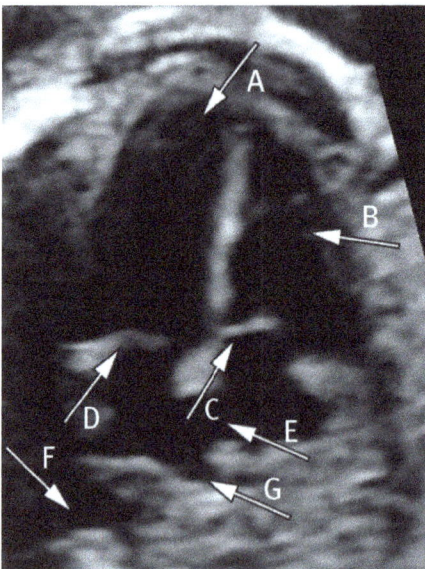

Abb. 3.10: Vierkammerblick des Herzens als obligater Bestandteil der Zweittrimester-Screeninguntersuchung (IIB-Screening): die Herzspitze weist nach links, der linke Ventrikel bildet die Herzspitze (Pfeil A), der rechte Ventrikel erscheint kleiner aufgrund der Trabekel (Pfeil B) oben rechts, das Klappenkreuz ist darstellbar und intakt, die Trikuspidalklappe (Pfeil C) liegt stärker zur Herzspitze als die Mitralklappe (Pfeil D), die Vorhöfe sind annähernd gleich groß, das Foramen ovale (Pfeil E), ist geöffnet. Die Aorta liegt auf der linken Seite (Pfeil F). Die Lungenvenen münden in den linken Vorhof (Pfeil G zeigt die rechte obere Lungenvene).

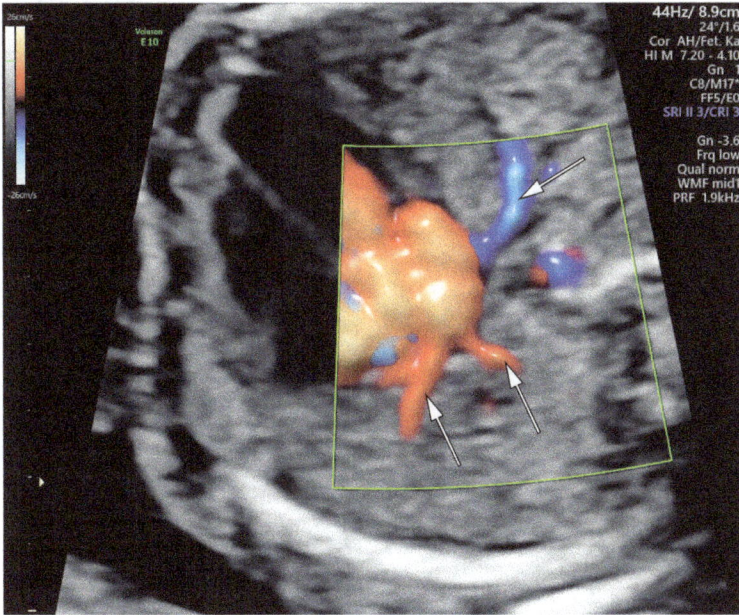

Abb. 3.11: Darstellung der Lungenvenen im Farbdoppler (Pfeile), die in den linken Vorhof münden auf der Ebene des Vierkammerblicks. Alle 4 Lungenvenen (jeweils ein superiores und ein inferiores Paar von der linken und rechten Seite) lassen sich auch im Farbdoppler nur schwer gemeinsam darstellen. Da es sich um venöse Gefäße handelt, mit deutlich niedrigerer Flussgeschwindigkeit als im intrakardialen oder arteriellen Bereich, sollte für eine optimale Darstellung im Farbdoppler die PRF reduziert und das Farb-*Gain* angepasst werden.

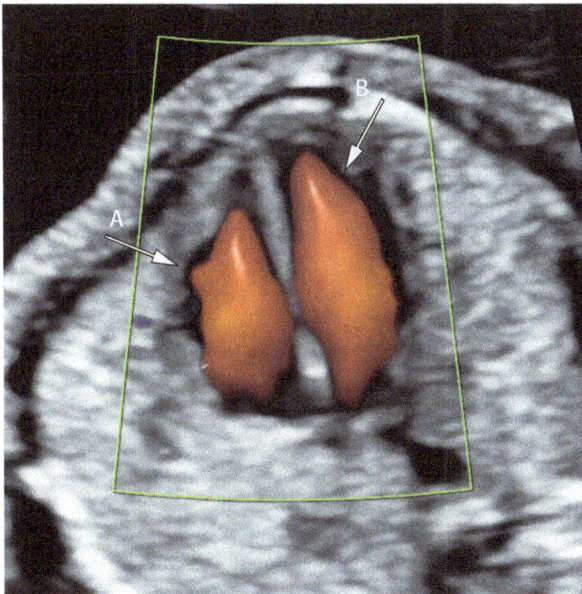

Abb. 3.12: Vierkammerblick im Farbdoppler mit Darstellung des Bluteinstroms in den rechten (Pfeil A) und linken (Pfeil B) Ventrikel in der Diastole.

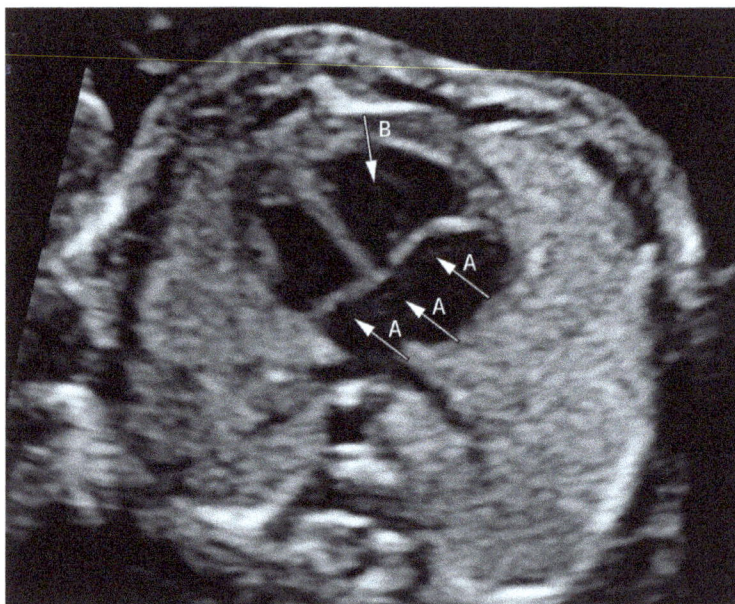

Abb. 3.13: Vierkammerblick pathologischer Befund: das *Septum primum* zwischen den Vorhöfen ist nicht darstellbar, es entsteht der Eindruck eines einzelnen Vorhofes. Die atrioventrikulären Klappen liegen in einer Ebene („lineare Insertion" 3 Pfeile A), statt wie normal eine Stufe zu bilden. Die Aorta liegt normal links, die Lungenveneneinmündung in den linken Vorhof ist normal. Hier: AVSD (Atrio-ventrikulärer-Septum-Defekt) in der Systole. Es imponiert eine einzelne dysplastische AV-Klappe, die in der Systole fälschlicherweise den Eindruck einer linearen Insertion der AV-Klappen vermittelt; AV-Klappenebene (Pfeile A); rechter Ventrikel (Pfeil B).

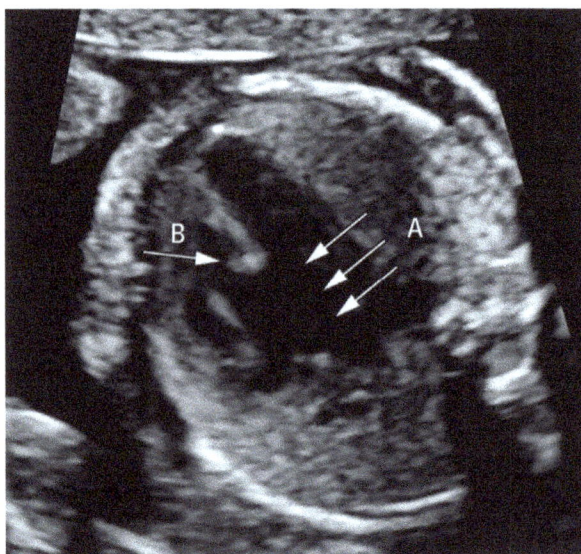

Abb. 3.14: Derselbe Fet wie in Abb. 3.13: hier in der Diastole. Man erkennt den großen zentralen Defekt mit Öffnung der dysplastischen AV-Klappe (Pfeile A), das Klappenkreuz wirkt wie „ausgestanzt". Vorhof- und Ventrikelseptumdefekt im Bereich des Klappenkreuzes und singuläre AV-Klappe (AV-Kanal, AVSD); typischer Herzfehler bei Trisomie 21; rechter Ventrikel (Pfeil B).

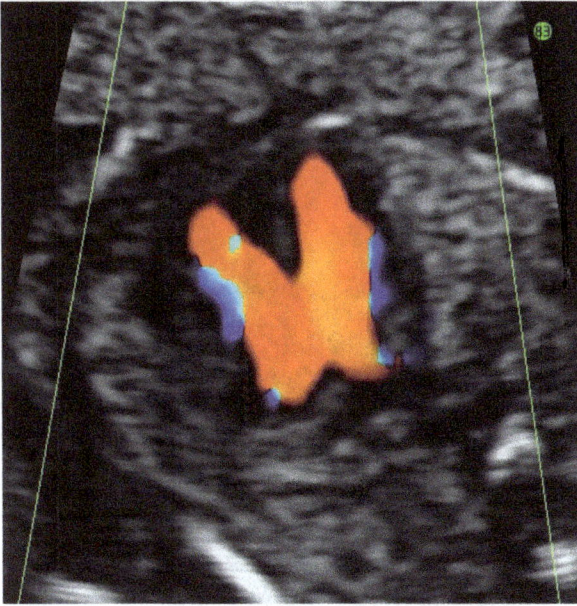

Abb. 3.15: Derselbe Fet wie Abb. 3.13 und Abb. 3.14: AVSD mit typischer H-Form des Bluteinstroms in die Herzkammern im Farbdoppler aufgrund des Vorhof- und Ventrikelseptumdefekts mit gemeinsamer AV-Klappe.

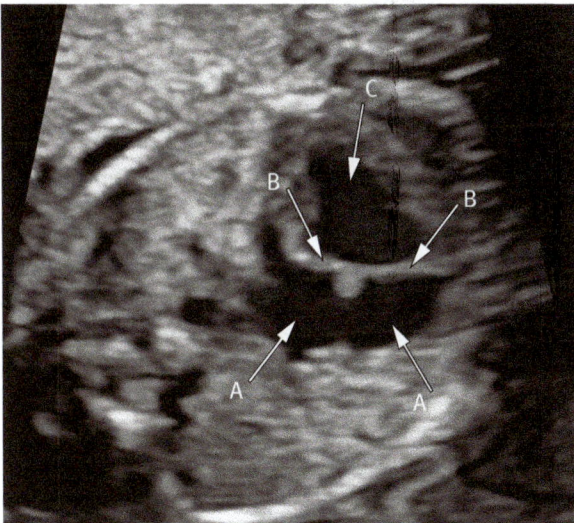

Abb. 3.16: Ebene des Vierkammerblicks mit einer univentrikulären atrio-ventrikulären Verbindung i. S. e. *Double Inlet Ventricle*. Zwei Vorhöfe (Pfeile A) drainieren das Blut über zwei funktionsfähige AV-Klappen (Pfeile B) in einen solitären Ventrikel (Pfeil C). Typisch ist im B-Bild das Fehlen des gesamten Ventrikelseptums.

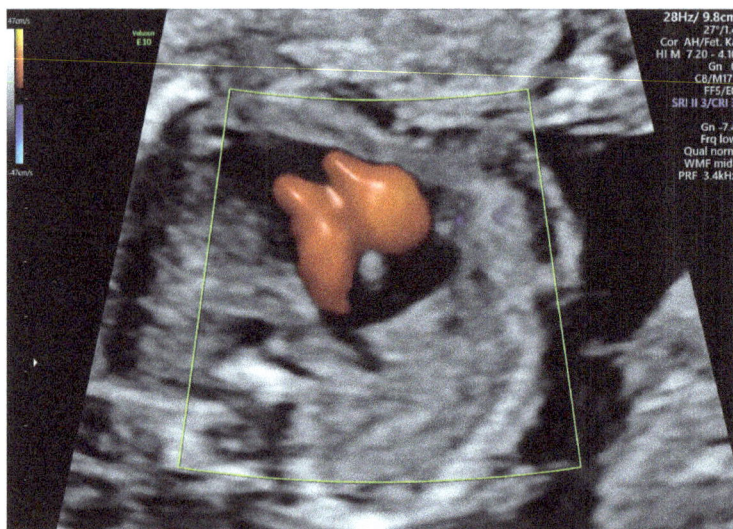

Abb. 3.17: Gleicher Fet wie in der vorangegangenen Abbildung, hier farbdopplersonographische Darstellung des *Double Inlet* Ventrikels. Das Vorhandensein von zwei AV-Klappen erschwert im Farbdoppler eher die Darstellung, da durch den getrennten Einstrom in den *single* Ventrikel ein Ventrikelseptum vorgetäuscht werden kann.

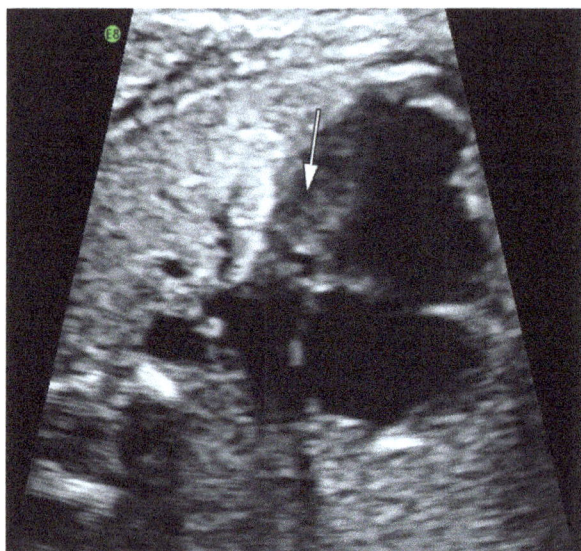

Abb. 3.18: Pathologischer Vierkammerblick: der linke Ventrikel (Pfeil) erscheint obliteriert, die Vorhöfe sind getrennt darstellbar, der linke Vorhof ist deutlich kleiner als der rechte Vorhof, hypoplastisches Linksherz. Die Blutversorgung des Feten erfolgt präpartal durch den rechten Ventrikel über den offenen *Ductus Botalli*. Mit dem Verschluss des *Ductus Botalli* postpartal tritt ein Kreislaufversagen ein (Ductus-abhängiges *Vitium cordis*).

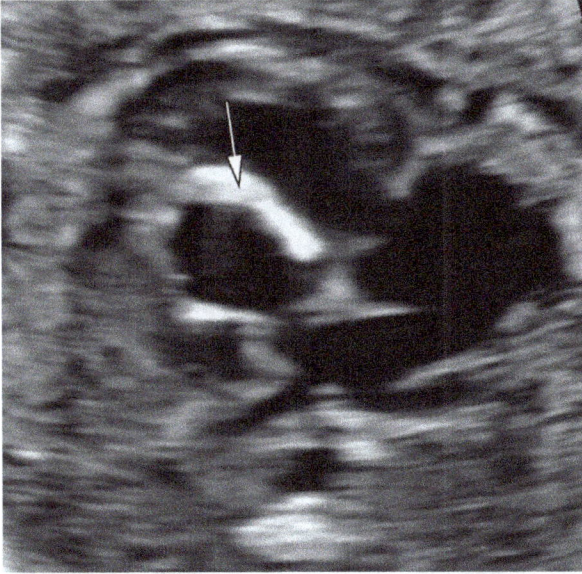

Abb. 3.19: Pathologischer Vierkammerblick: Formenkreis hypoplastisches Linksherz-Syndrom bei Mitralatresie mit Endokardfibroelastose des linken Ventrikels und Ventrikelseptums (Pfeil) (porzellanartige stark echogene Auskleidung des linken Ventrikels). Im weiteren Verlauf würde der linke Ventrikel komplett obliterieren. Wird eine kritische Aortenstenose, die zum gleichen Bild führen kann, rechtzeitig erkannt, kann mittels intrauteriner Katheterballondilatation der Aortenklappe die fetale Prognose verbessert werden und in Einzelfällen die Chance für einen Erhalt der Funktion beider Herzventrikel (biventrikuläre operative Versorgung postpartal) erhalten werden. In den meisten Fällen ist aber beim hypoplastischen Linksherzsyndrom postpartal mit einer univentrikulären Versorgung zu rechnen.

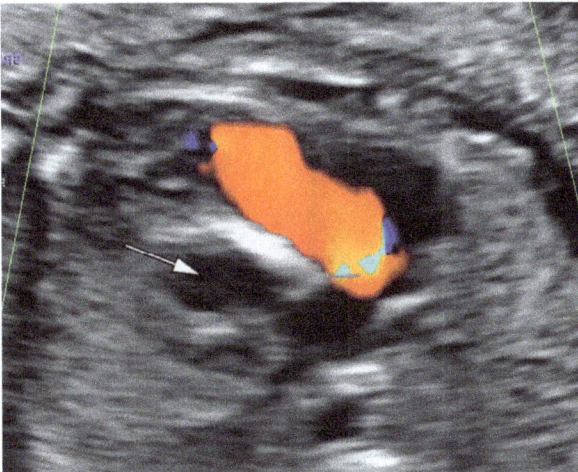

Abb. 3.20: Derselbe Fet wie in Abb. 3.19 mit farbdopplersonographisch fehlendem Einstrom des Blutes in den linken Ventrikel (Pfeil) aufgrund der bestehenden Mitralatresie.

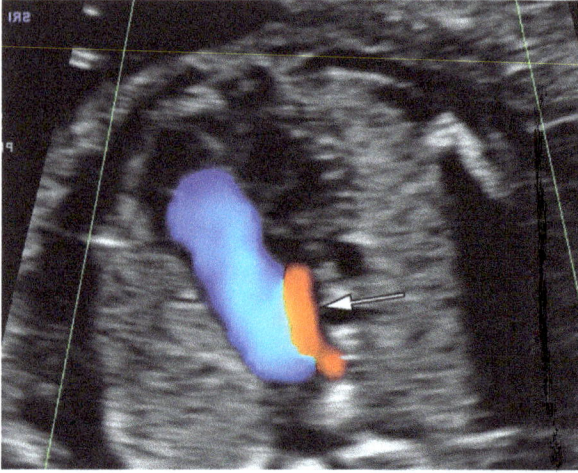

Abb. 3.21: Derselbe Fet wie in den Abb. 3.19 und Abb. 3.20, Ausflusstrakt mit Aorta und *Arteria pulmonalis* mit *Ductus Botalli*: hypoplastische Aorta mit sichtbarem *Reverse-Flow* (Pfeil) im Farbdoppler. Ohne diese retrograde Durchblutung der Aorta wäre der Fet bereits abgestorben, da sonst keine Perfusion der fetalen Koronargefäße möglich wäre.

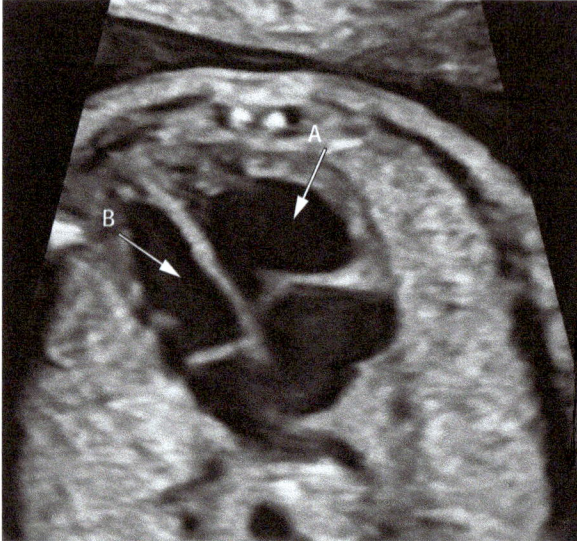

Abb. 3.22: Vierkammerblick mit geringer Ventrikelasymmetrie (Pfeil A: rechter Ventrikel, Pfeil B: linker Ventrikel.) In diesem Fall handelt es sich aber nicht um die sonst häufigere Situation eines kleineren linken Ventrikels, sondern um einen eher verbreiterten rechten Ventrikel bei valvulärer Pulmonalstenose (siehe Abb. 3.23 und 3.24).

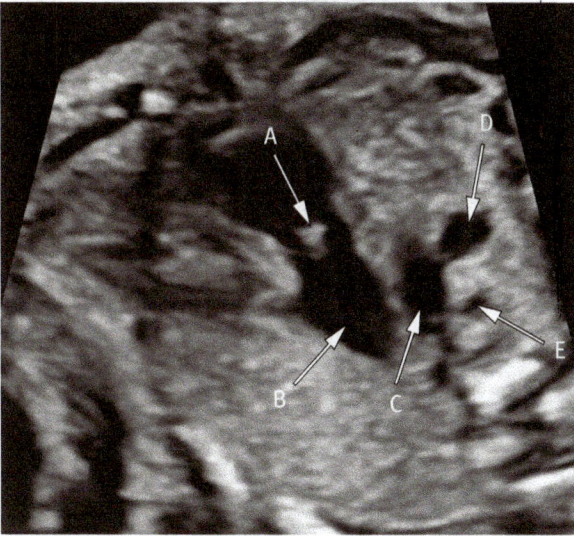

Abb. 3.23: Derselbe Fet wie in Abb. 3.22, 3-Gefäß-Tracheal-Blick bei valvulärer Pulmonalstenose. Die Pulmonalklappe (Pfeil A) erscheint echogen und verdickt. Postvalvulär erscheint das Gefäß erweitert (Pfeil B), Aorta (Pfeil C), *Vena cava superior* (Pfeil D), *Trachea* (Pfeil E).

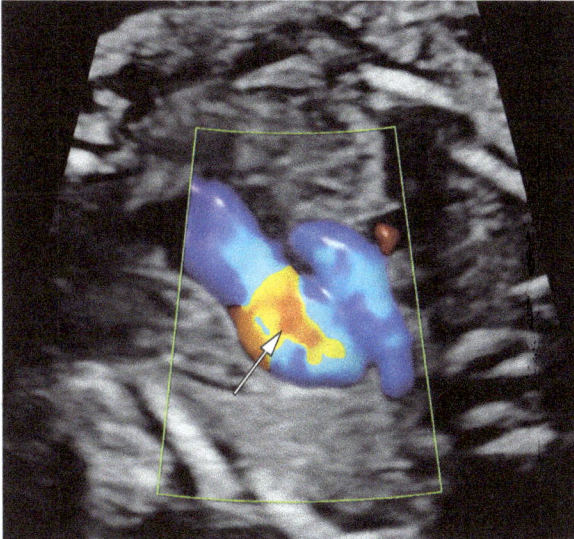

Abb. 3.24: Derselbe Fet wie in Abb. 3.22 und 3.23, valvuläre Pulmonalstenose im Farbdoppler, Typisch ist das Aliasing-Phänomen (Pfeil) im dilatierten Bereich der Pulmonalarterie unmittelbar hinter der Pulmonalklappe.

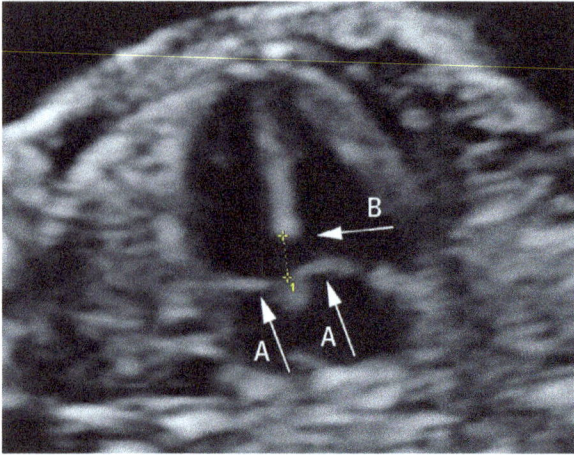

Abb. 3.25: Auffälliger Vierkammerblick: die AV-Klappen liegen in einer Ebene (lineare Insertion) (Pfeile A), das Ventrikelseptum reicht nicht bis zur Klappeneben, hier membranöser VSD (Pfeil B) im B-Bild. Doch Cave: in den meisten Fällen eines solchen Befundes handelt es sich nicht um einen membranösen Ventrikelseptumdefekt, sondern um ein *Drop-out*-Artefakt: das Ventrikelseptum löscht den klappennah liegenden, teils sehr dünnen membranösen Teil des Ventrikelseptums aus, obwohl kein Defekt vorliegt. Darum muss ein solcher Defekt immer von lateral (90°Grad-Winkel) überprüft und möglichst mit Farbdoppler bestätigt werden.

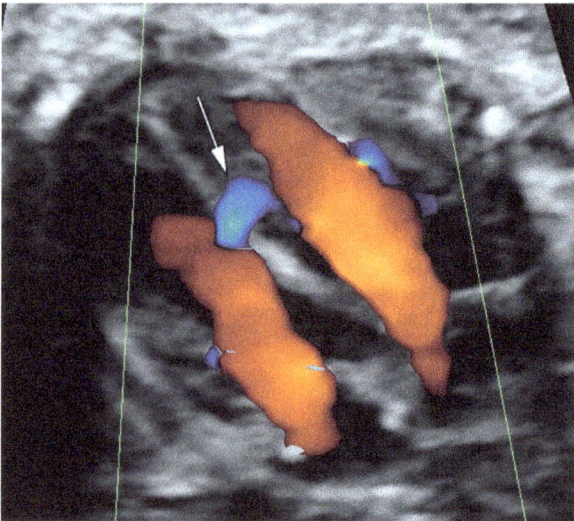

Abb. 3.26: Vierkammerblick, im Farbdoppler auffällig, im B-Bild Normalbefund: hier muskulärer VSD im Bereich des Moderatorbandes mit rechts-links Shunt (Pfeil). Meist lässt sich ein bidirektionaler Shunt darstellen. Diese VSDs sind häufig nur mittels Farbdoppler darstellbar und oft nicht sichtbar, wenn die Schallrichtung exakt von apikal erfolgt, weil dann aufgrund des 90°-Winkels zum Shunt häufig kein Blutfluss über den VSD darstellbar ist. Sehr gute Prognose mit häufigem Spontanverschluss im Kleinkindalter. Bezüglich chromosomaler Anomalien meist nur relevant, wenn sich weitere Auffälligkeiten (Softmarker) finden.

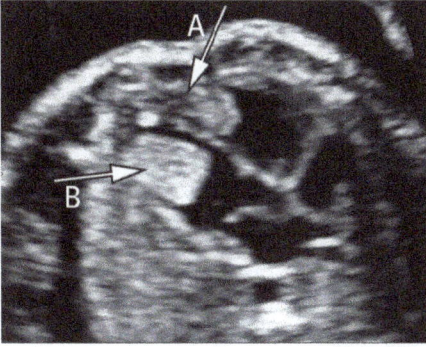

Abb. 3.27: Pathologischer Vierkammerblick: die Ventrikel rechts (Pfeil A) und links (Pfeil B) erscheinen verlegt, hier Rhabdomyome: deutlich sichtbare, solide Raumforderungen in beiden Ventrikeln, in bis zu 50 % assoziiert mit tuberöser Hirnsklerose, weiterführend fetales MRT vom ZNS sowie invasive Pränataldiagnostik mit Molekulargenetik zu empfehlen (Nachweis einer TSC-1/2-Mutation) (Hagen, 2012).

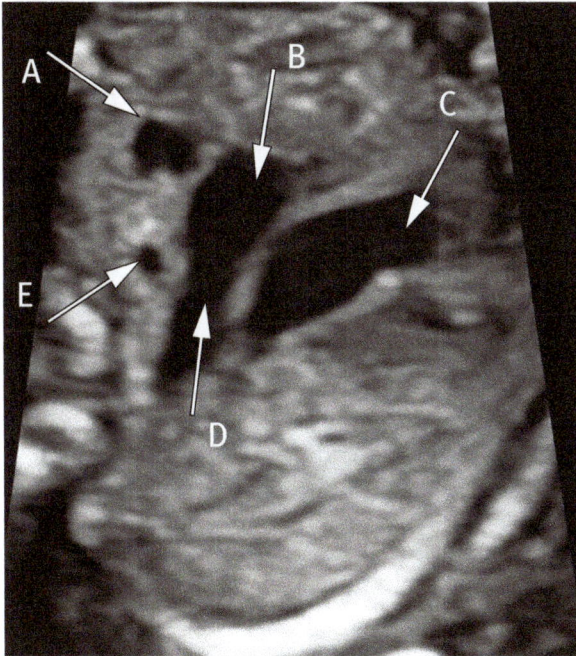

Abb. 3.28: Querschnitt durch den fetalen Thorax: Ausflusstrakt des fetalen Herzens, Dreigefäß-Tracheal-Blick mit Darstellung von *Vena cava superior* (Pfeil A), Pulmonalarterie (Pfeil B), *Aorta ascendens* (Pfeil C), *Ductus arteriosus* (Pfeil D) und *Trachea* (Pfeil E).

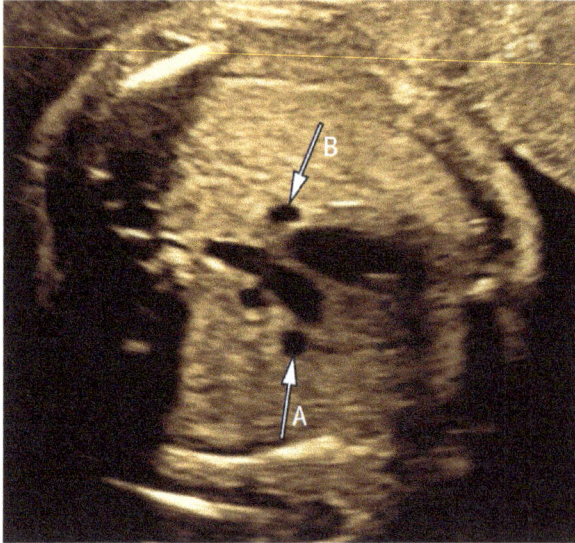

Abb. 3.29: Auffälliger Dreigefäßblick: *Vena cava superior* rechts (Pfeil A); *Aorta, Arteria pulmonalis* und *Trachea* stellen sich wie üblich dar. Zusätzlich findet sich links der *Arteria pulmonalis* eine persistierende *Vena cava superior* links (Pfeil B). Möglicher Hinweis auf chromosomale Anomalien und syndromale Erkrankungen wie dem Heterotaxiesyndrom. Häufiger wurde auch die Kombination mit einer sich im Verlauf darstellbaren Coarctation der Aorta beschrieben. Bei isoliertem Auftreten ist die Prognose sehr gut.

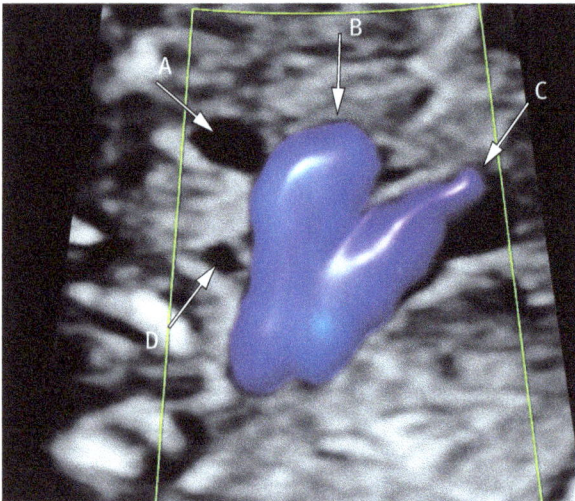

Abb. 3.30: Normaler Dreigefäßblick im Farbdoppler: *Vena cava superior* (Pfeil A), *Aorta* (Pfeil B), *Arteria pulmonalis* (Pfeil C mit *Ductus Botalli*), *Trachea* (Pfeil D). Aufgrund der geringen Farbempfindlichkeit (hohe Geschwindigkeitsschwelle) ist der Blutfluss in der *Vena cava superior* im Gegensatz zu den großen Arterien hier nicht sichtbar.

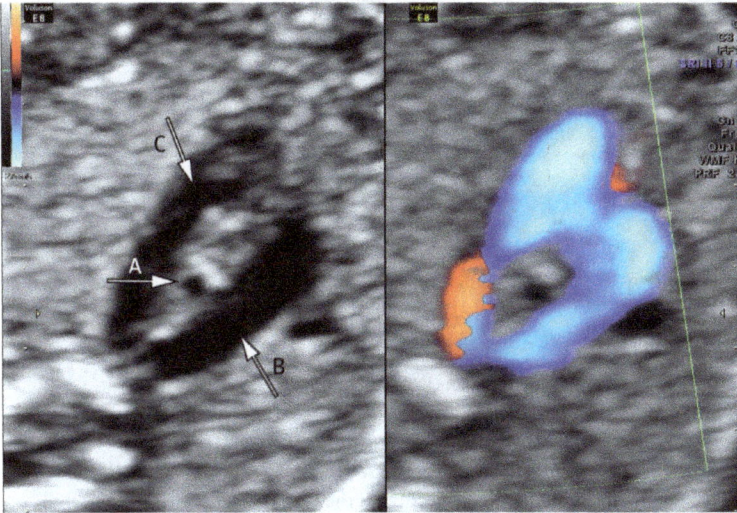

Abb. 3.31: Dreigefäßblick auffällig: die *Trachea* (Pfeil A) liegt zwischen *Aorta* (Pfeil B) und *Arteria pulmonalis* (Pfeil C), die *A. pulmonalis* erscheint eher schmal. Rechtsläufiger Aortenbogen. Gehäuft chromosomale Anomalien wie Trisomie 21 und Deletion 22q11. Wenn isoliert auftretend, sehr gute Prognose.

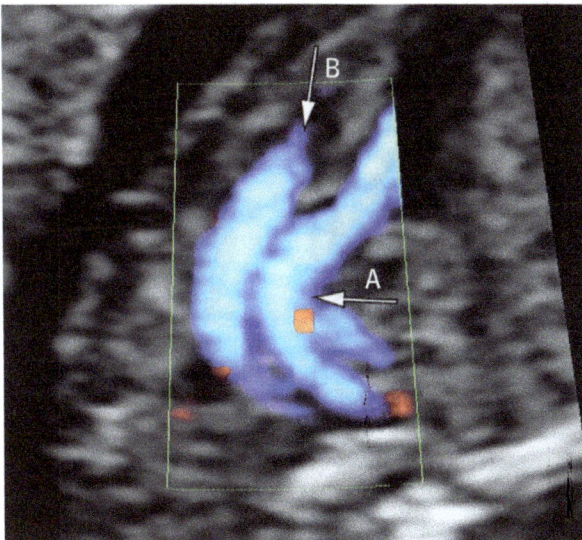

Abb. 3.32: Transposition der großen Gefäße (d-TGA) mit parallelem Verlauf von *Truncus pulmonalis* (Pfeil A) aus dem linken Ventrikel und *Aorta ascendens* (Pfeil B) aus dem rechten Ventrikel ohne Überkreuzung. Diese gut korrigierbare Veränderung geht in aller Regel mit einem unauffälligen Vierkammerblick einher und kann dementsprechend nur bei Darstellung des Ausflusstraktes mit auffälligem Dreigefäßblick erkannt werden. Eine lineare Insertion der AV-Klappen im Vierkammerblick kann Hinweise auf derartige Anomalien des Ausflusstraktes geben.

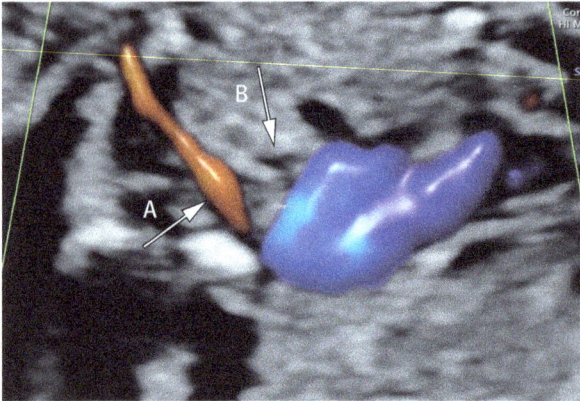

Abb. 3.33: *Arteria lusoria* (Pfeil A) (ARSA; *aberrant right subclavian artery*): retrotracheal (*Trachea*, Pfeil B) geht aus der *Aorta* die *Arteria subclavia* rechts ab. Neben dem hypoplastischen Nasenbein der relevanteste Softmarker im II. Trimenon (Chaoui ,2005). Erhöhtes Risiko für Trisomie 21 und Deletion 22q11. Bei isoliertem Auftreten sehr gute Prognose. Die befürchtete *Dysphagia lusoria*, auf die werdende Eltern bei der Internetrecherche schnell stoßen, kommt sicher extrem selten vor. Bei einer erwarteten Prävalenz der *Arteria lusoria* von ca. 1–1,5 % der Bevölkerung dürften in Deutschland ca. 1 Million Menschen davon betroffen sein, wobei die überwiegende Mehrzahl der Betroffenen davon nichts weiß und die wenigsten Kinderärzte dieses Krankheitsbild (*Dysphagia lusoria*) jemals in der Praxis erlebt haben.

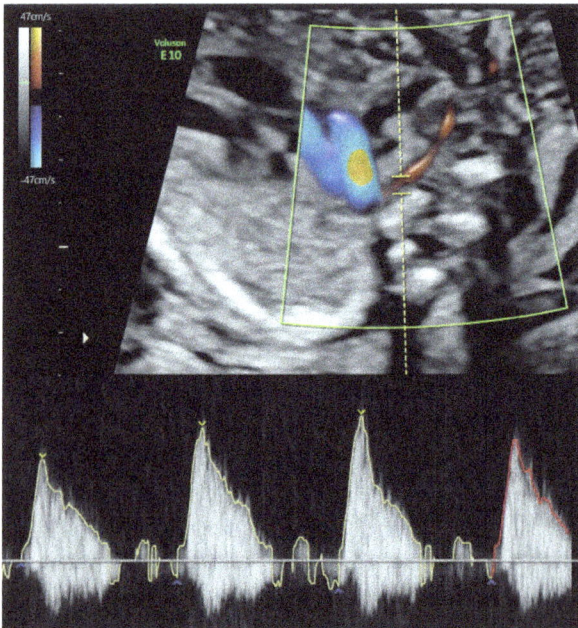

Abb. 3.34: *Arteria lusoria* (ARSA): Die Ableitung eines Dopplersignals der *Arteria lusoria* ist zu empfehlen, da die *Vena azygos* im gleichen Bereich zur *Vena cava superior* verläuft. Das venöse Signal lässt sich zweifelsfrei vom hier dargestellten arteriellen Pulskurvenverlauf unterscheiden.

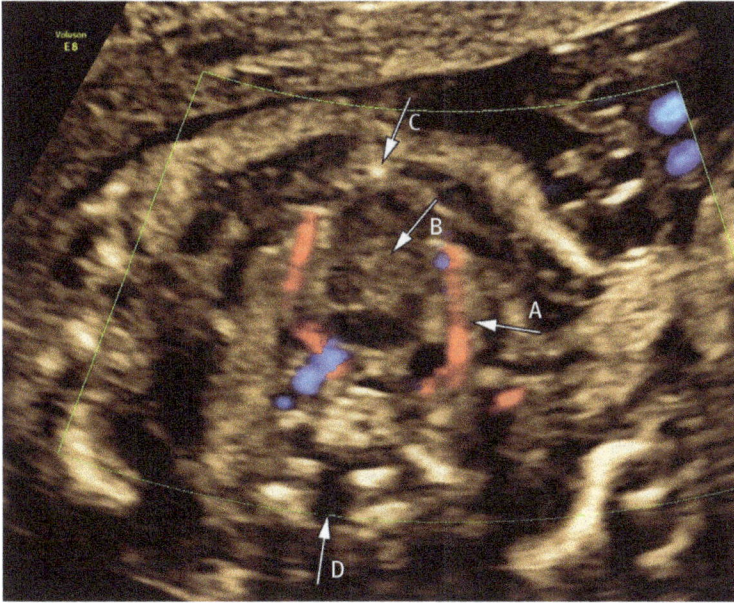

Abb. 3.35: „Thy-Box": Querschnitt oberhalb des Dreigefäßblickes durchs obere Mediastinum: die *Arteriae mammariae internae* (Pfeil A) umfassen die Thymusdrüse (Pfeil B), die sich hier normal darstellt; Sternum (Pfeil C), Wirbelsäule (Pfeil D).

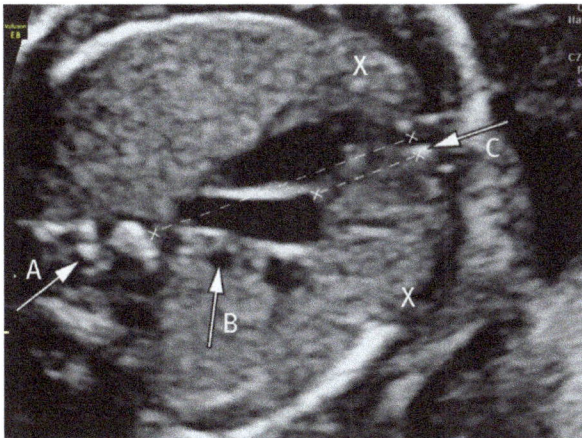

Abb. 3.36: Darstellung des Thymus (Kreuze) in der Höhe des Dreigefäß-Trachealblicks. Der Thymus befindet sich in dieser Einstellung unmittelbar hinter dem Sternum und erscheint gegenüber dem Lungengewebe etwas echoärmer. Die Beurteilung des Thymus ist insbesondere bei Herzfehlern im Bereich der Ausstrombahn von Bedeutung. Diese Herzfehler sind häufiger mit einer Mikrodeletion am kurzen Arm des Chromosoms 22 assoziiert (del22q11), welche mit einer Thymushypoplasie einhergehen kann. Die Thymus-Thorax-Ratio (gestrichelte Linie) lässt sich im Zweifelsfall in der Routine mitbestimmen (Chaoui, 2011); Wirbelsäule (Pfeil A); Trachea (Pfeil B); Pfeil C: Sternum.

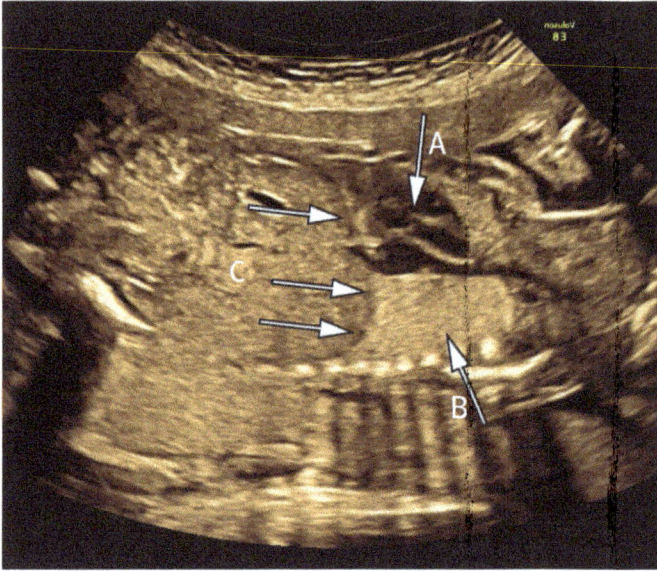

Abb. 3.37: Längsschnitt durch Thorax und Abdomen: Herz (Pfeil A) und Lungen (Pfeil B) (echogener als die Leber), das Zwerchfell ist gut sichtbar (Pfeile C), Leber, Magen und Darm sind darstellbar. Eine solche Darstellung des Zwerchfells schließt natürlich eine Zwerchfellhernie, die in einer anderen Schnittebene liegt, nie aus.

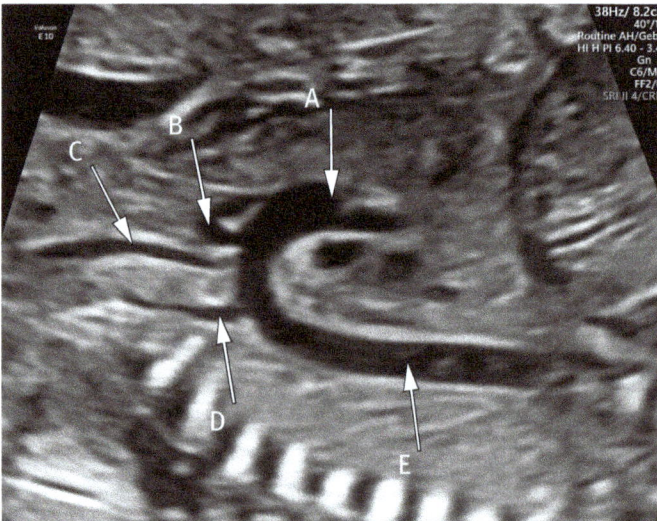

Abb. 3.38: Darstellung des Aortenbogens im B-Bild mit Aortenbogen im Sagittalschnitt und Abgang der 3-Kopf-Hals-Gefäße. *Aorta ascendens* (Pfeil A), *Truncus brachiocephalicus* (Pfeil B), linke *Arteria carotis communis* (Pfeil C), linke *Arteria subclavia* (Pfeil D), *Aorta descendens* (Pfeil E).

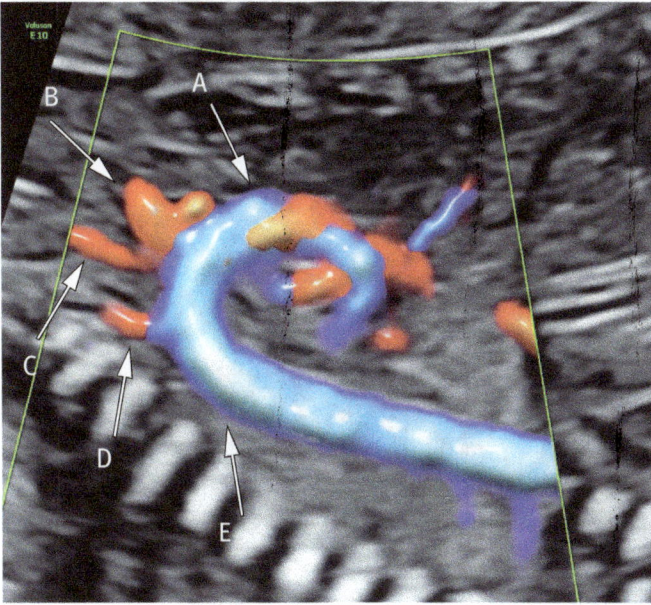

Abb. 3.39: Aortenbogen mit farbdopplersonographischer Darstellung der Arm-Kopfgefäße. *Aorta ascendens* (Pfeil A), *Truncus brachiocephalicus* (Pfeil B), linke *Arteria carotis communis* (Pfeil C), linke *Arteria subclavia* (Pfeil D), *Aorta descendens* (Pfeil E).

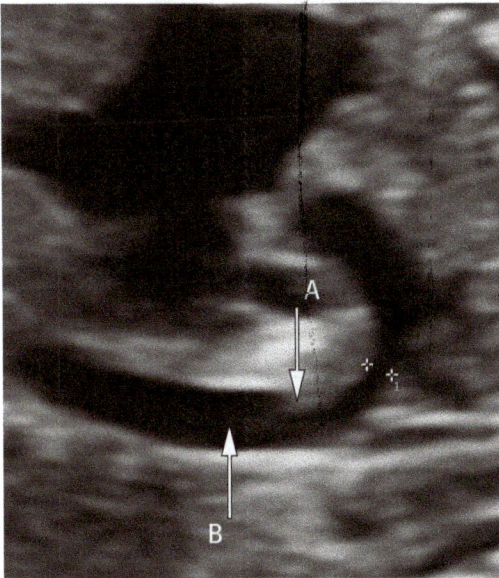

Abb. 3.40: 22 + 1 SSW, Sagittalschnitt des Aortenbogens bei Koarktation der Aorta (hier gemessen 1,7 mm). Die Einengung der Aorta kann sich dabei über eine unterschiedlich lange Strecke und Lokalisation in Bezug zum Abgang der Kopf-Hals-Gefäße bzw. zur Einmündung des *Ductus arteriosus* darstellen. Typisch ist das „*shelf-sign*" (Pfeil A) hier im distalen Anteil des Aortenbogens im Übergang zur *Aorta descendens* (Pfeil B). Beachten sollte man die Korrelation der Koarktation mit einer links persistierenden oberen Hohlvene. Bei dieser Diagnose und Kombination mit einer diskreten Ventrikelasymmetrie im Vierkammerblick (links < rechts), sollte im weiteren Verlauf immer eine Koarktation der Aorta ausgeschlossen werden.

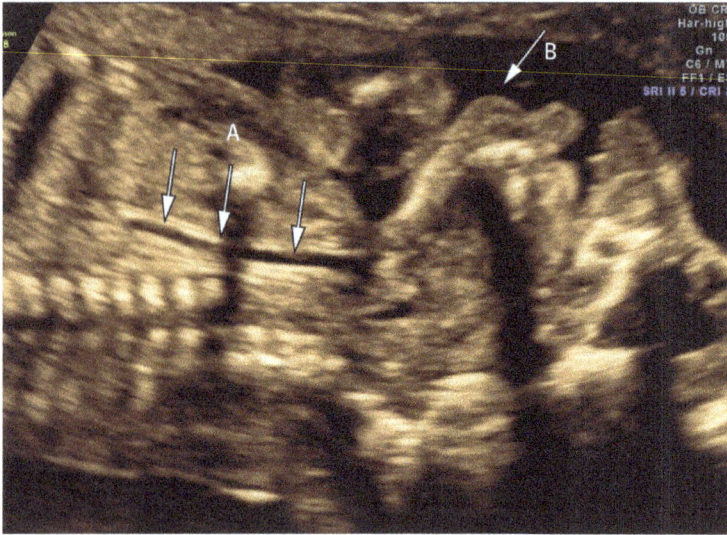

Abb. 3.41: Längsschnitt durch den Kopf, Hals und Thorax: Hals mit Trachea (echofreie Linie, Pfeile A), dahinter der Ösophagus; Kinn (Pfeil B).

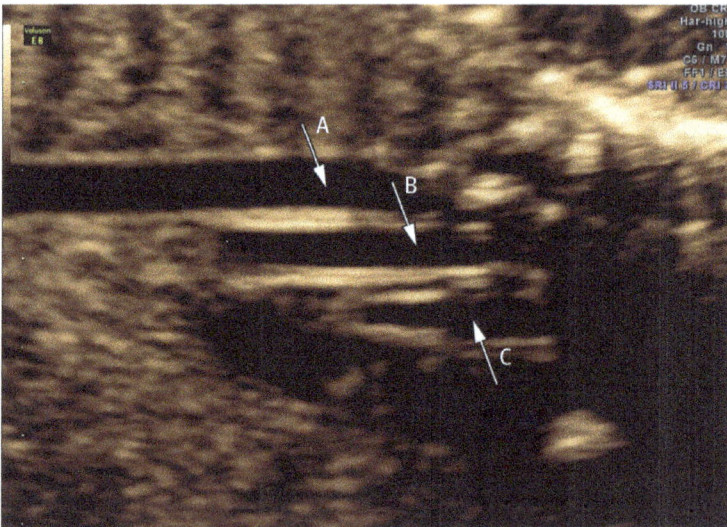

Abb. 3.42: Längsschnitt bei dorso-anteriorer Lage durch das obere Mediastinum und den fetalen Thorax: der Ösophagus (Pfeil B) ist gefüllt und liegt zwischen Trachea (Pfeil C) und Aorta (Pfeil A) (Normalbefund, während des Schluckaktes).

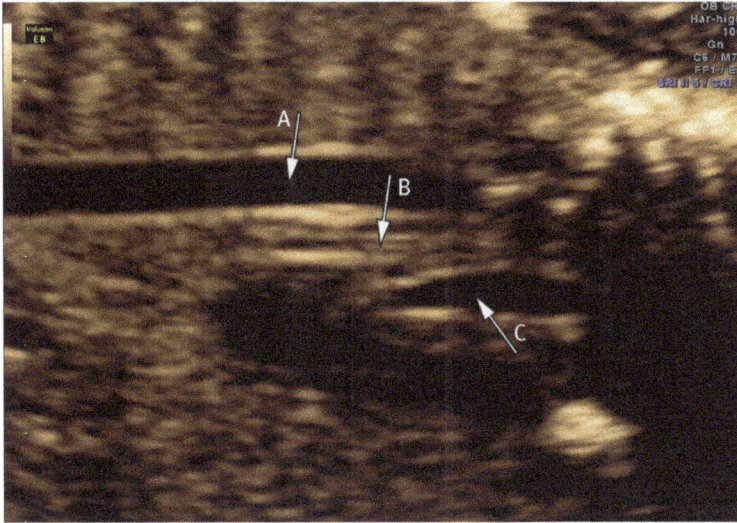

Abb. 3.43: Derselbe Fet wenige Sekunden später: nach dem Schluckakt stellen sich Aorta (Pfeil A) und Trachea (Pfeil C) echofrei dar, während der Ösophagus (Pfeil B) mit seinen Wänden dazwischen zur Darstellung kommt.

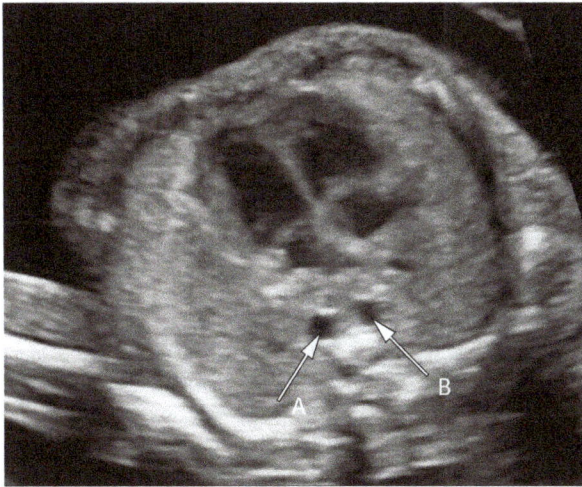

Abb. 3.44: Querschnitt durch den fetalen Thorax in Höhe des Vierkammerblicks bei links-atrialer-Isomerie (Polysplenie) die zur Gruppe der Heterotaxiesyndrome gehört. Neben der Mesokardie erkennt man typischerweise die Darstellung von 2 größeren Gefäßen im Querschnitt vor der Wirbelsäule. Dabei handelt es sich um die Aorta (Pfeil A) und die erweiterte *V. azygos* (Pfeil B), die infolge der Fehlanlage der *V. cava inferior* den Rückfluss des Blutes zum Herzen über die *V. cava superior* ermöglicht (siehe Abb. 3.45 und 3.46).

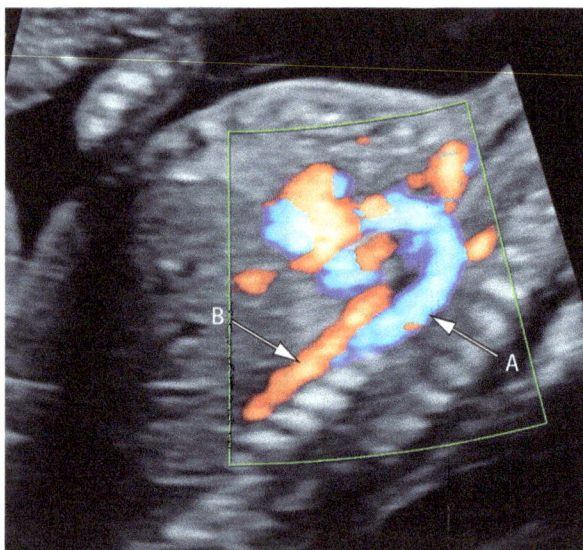

Abb. 3.45: Derselbe Fet wie in Abb.3.44 bei Linksisomerie. Sagittalschnitt durch Thorax und oberes Abdomen. Im Farbdoppler ist deutlich die gegenläufige Flussrichtung der Aorta (Pfeil A) vom Herzen weg und der *V. azygos* (Pfeil B) zum Herzen hin zu erkennen. Infolge der unterbrochenen *V. cava inferior* wird so das Blut der unteren Körperhälfte zur *V. cava superior* transportiert und damit der Rückfluss zum Herzen garantiert.

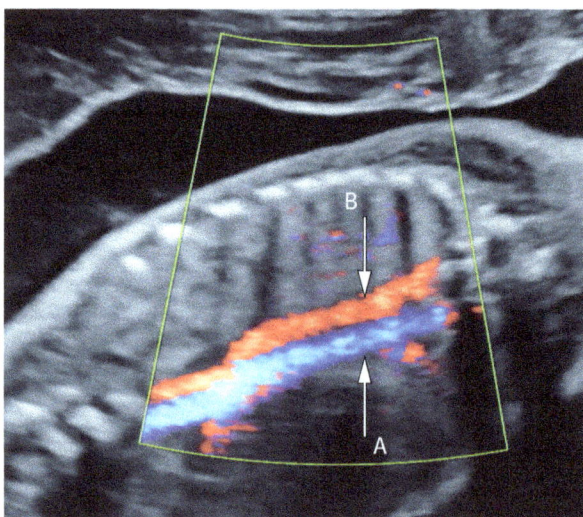

Abb. 3.46: Derselbe Fet wie in Abb. 3.44 und 3.45. Auch in dem leichter einstellbaren Frontalschnitt im Abdomen- und Thoraxbereich lassen sich die für die Linksisomerie typischen beiden großen Gefäße vor der Wirbelsäule mit gegenläufiger Flussrichtung im Farbdoppler darstellen, Aorta (Pfeil A), *V. azygos* (Pfeil B).

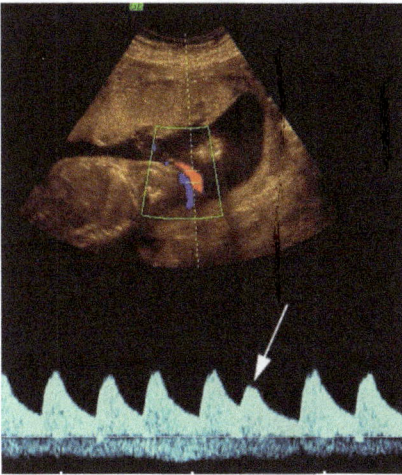

Abb. 3.47: Ableitung der fetalen Herzaktion aus der Nabelarterie: vereinzelte Extrasystole (Pfeil). Diese sind häufiger anzutreffen und prognostisch als sehr günstig einzuschätzen.

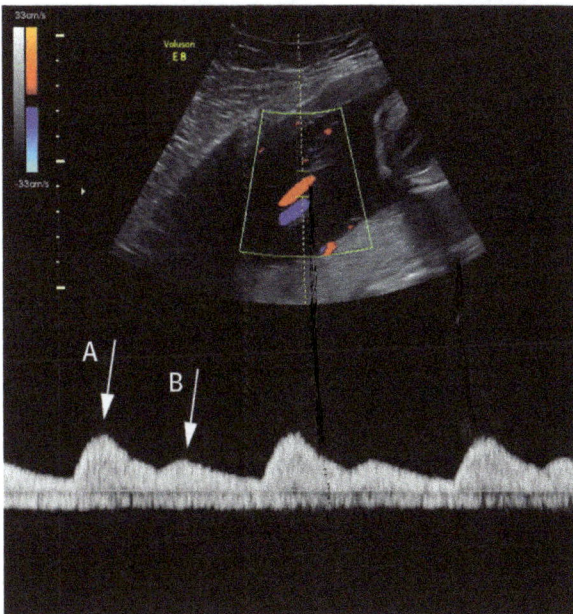

Abb. 3.48: Nachweis eines fetalen Bigeminus über eine Ableitung des fetalen Pulses aus der Nabelschnurarterie, meist nur passager auftretend, sehr gute Prognose. Pfeil A: normaler Herzschlag, Pfeil B: Extrasystole.

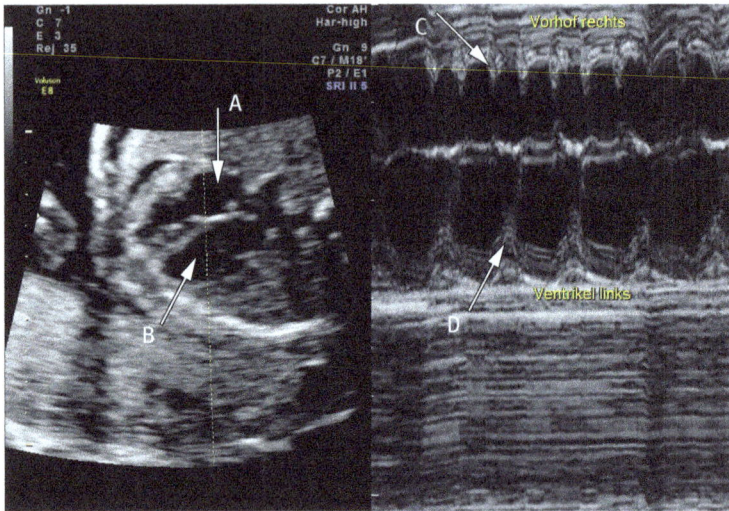

Abb. 3.49: *M-Mode* Darstellung eines kompletten AV-Blocks. Die *M-Mode* Linie liegt über dem rechten Vorhof (Pfeil A) und dem linken Ventrikel (Pfeil B). Während die Frequenz der Vorhofkontraktion regelrecht ist (ca. 140 bpm) (Pfeil C), ist die Kontraktion des Ventrikels bradykard (ca. 70 bpm) (Pfeil D).

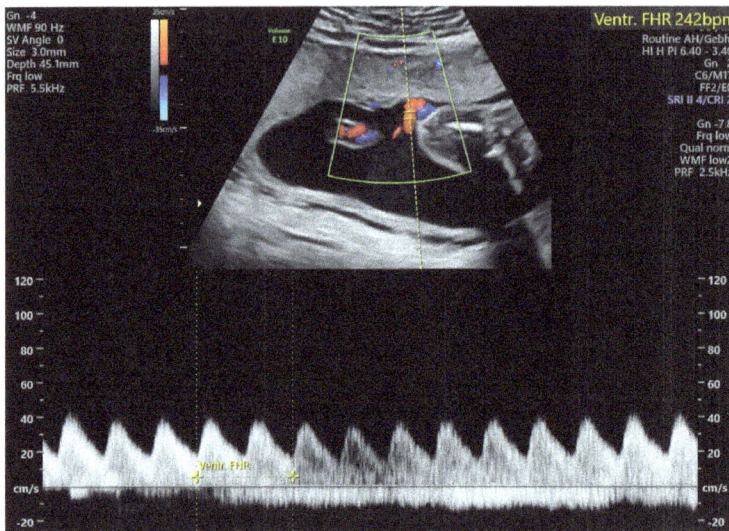

Abb. 3.50: Nachweis einer fetalen supraventrikulären Tachyarrhythmie (SVTA), gemessen in der Nabelschnurarterie mit einer Frequenz von 242 bpm. Es handelt sich zumeist um „*Reentry*-Tachy-kardien" mit einer 1:1 Überleitung aus den Vorhöfen. Kritisch sind Frequenzen über 220 bpm, die aufgrund einer sich entwickelnden Rechtsherzinsuffizienz zum Hydrops und IUFT führen können. SVTA stellen eine typische Indikation zur Behandlung des Feten über die Mutter dar. Über eine Digitalisierung mit Digoxin oder die Gabe eines Antiarrhythmikums wie Flecainid ist eine Kardioversion möglich.

4 Abdomen mit Urogenitalsystem

Der thorakoabdominale Übergang wird beim Zweittrimester-Screening für die Thorax-Abdomen-Biometrie grundsätzlich dargestellt. Bei der Darstellung des Vierkammerblickes wird bereits darauf geachtet, dass Magen und Herz auf derselben Seite liegen. Für die Darstellung der abdominalen Messebene wird der Schallkopf vom Herzen und Thorax nach kaudal geführt, um die *Vena umbilicalis* an ihrem Übergang in den *Ductus venosus* darzustellen. Somit lässt sich der *Ductus venosus* bei der Einstellung der Messebene leicht darstellen, wenn man den Farbdoppler zur Verfügung hat. Er imponiert mit einem turbulenten Flussmuster aufgrund der hohen Flussgeschwindigkeit in diesem Areal.

Neben der Darstellung des Magens gelingt die Kontrolle der Gallenblase, der Bauchwand und des Nabels. Die Erkennung von Bauchwanddefekten ist wichtig, weil die Omphalozele häufig mit weiteren Fehlbildungen und chromosomalen Veränderungen einhergeht und die Gastroschisis eine intensive Überwachung und häufig vorzeitige Entbindung durch *Sectio caesarea* (nicht unumstritten, aber allgemein üblich) erfordert.

Die Nieren sind im zweiten Trimenon der Schwangerschaft durchaus nicht immer leicht darzustellen, weil ihre Echogenität der des Darmes in dieser Schwangerschaftsphase sehr ähnelt. Man orientiert sich daher immer am Nachweis der normal weiten Nierenbecken auf beiden Seiten. Eine normale Fruchtwassermenge schließt ab der 18. bis 20. SSW eine beidseitige Nierenagenesie sicher aus und Veränderungen, die mit einer Stauung der fetalen Nieren einhergehen, sind aufgrund der dadurch veränderten Echogenität und Größe der Niere/Nieren ebenfalls gut erkennbar. Sowohl eine Hydronephrose durch eine Stauung oder einen Reflux (häufig) als auch eine komplette Niereninsuffizienz bei angeborener kindlicher Nierendysplasie (1:20.000) können aber auch erst in der späteren Schwangerschaft in Erscheinung treten. Die Darstellung der fetalen Harnblase gelingt meist gut, wenn man eine Untersuchungszeit von ca. 20 Minuten zugrunde legt. Bei sehr kurzer Untersuchung kann dies natürlich schwierig sein, wenn der Fet die Harnblase gerade entleert hat.

Die Erkennung des fetalen Geschlechts ist um die 20. SSW zweifelsfrei möglich, wenn kein pathologischer Befund wie ausgeprägte Hypospadie (nicht so selten) oder Klitorishypertrophie beim adrenogenitalen Syndrom zugrunde liegt.

https://doi.org/10.1515/9783110650594-004

Tab. 4.1: Anforderungen an das Zweittrimesterscreening.

Erweiterter Basis-US	DEGUM I	DEGUM II	ISUOG
Rumpf – Konturunterbrechung an der vorderen Bauchwand – Darstellbarkeit des Magens im linken Oberbauch – Darstellbarkeit der Harnblase	**Abdomen** – Konturunterbrechung an der vorderen Bauchwand – fehlende Darstellung des Magens oder dessen atypische Position – atypische Flüssigkeitsansammlungen im Abdomen – fehlende Darstellung der Harnblase	**Abdomen** – Bauchwand: Nabelschnurinsertion – Leber: Topographie und Struktur – Magen: Topographie und Größe – Darm: Echogenität, Dilatation – Urogenitaltrakt: Nieren: Topographie und Struktur, Harnblase: Topographie und Form	– Magen in normaler Position – Darm nicht dilatiert – beide Nieren vorhanden – normaler Nabel – Genitale eindeutig zuzuordnen

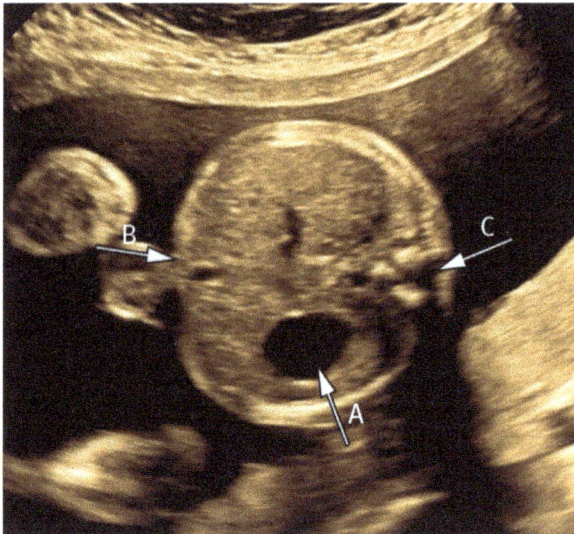

Abb. 4.1: Querschnitt durch das fetale Abdomen: Normal gefüllter Magen (Pfeil A), I. Schädellage, der Magen liegt links, der Nabel (Pfeil B) ist normal darstellbar, Pfeil C: Wirbelsäule. Da Magen und Nabel zur Darstellung kommen, handelt es sich um einen Schrägschnitt, der für die Messung des Abdomen-Umfangs nicht geeignet ist.

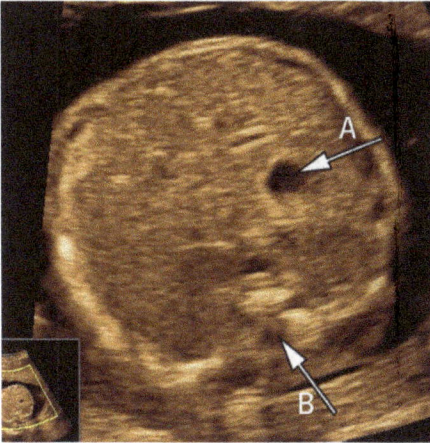

Abb. 4.2: Querschnitt durch das fetale Abdomen, I. Beckenendlage, Magen wenig gefüllt (Pfeil A), in normaler Position links. Pfeil B: Wirbelsäule. Bei wenig gefülltem Magen ist zunächst eine Kontrollsonographie am selben Tag oder zu einem späteren Termin zu empfehlen. Außerdem sollte nach weiteren Softmarkern gefahndet und ein Hydramnion ausgeschlossen werden. Dies tritt allerdings auch bei gastrointestinalen Stenosen häufig nicht vor 24–26 SSW in Erscheinung.

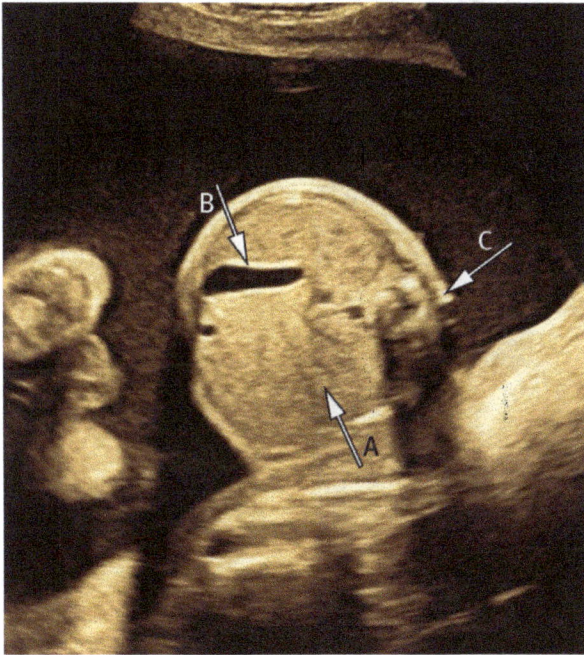

Abb. 4.3: Querschnitt durch das fetale Abdomen bei I. Schädellage (SL): Hydramnion, Magen nicht darstellbar (Pfeil A), Gallenblase in normaler Position rechts (Pfeil B), hier Ösophagusatresie bei Trisomie 18. Pfeil C: Wirbelsäule.

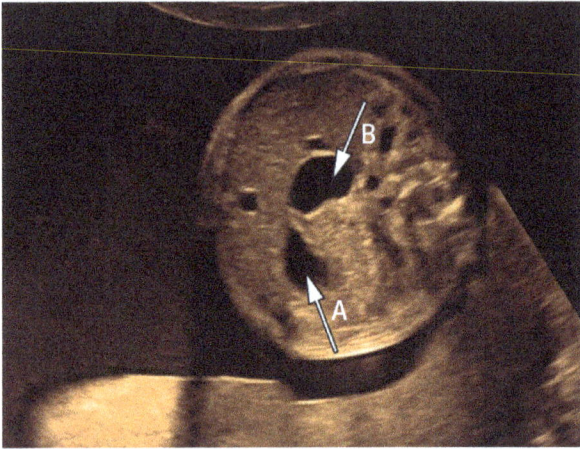

Abb. 4.4: Querschnitt durch das fetale Abdomen bei I. SL: pathologischer Befund, hier *Double bubble* entsprechend Magen (Pfeil A) und Duodenum (Pfeil B). Hohe Koinzidenz mit Trisomie 21 (Pancreas anulare mit Duodenalstenose oder -atresie).

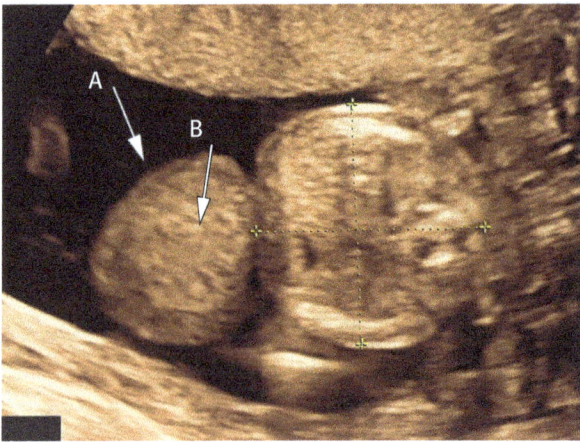

Abb. 4.5: 18 SSW, Querschnitt durch das fetale Abdomen, Bauchwanddefekt, hier Omphalozele (Pfeil A), die Leber enthält (Pfeil B) Messmarken: Abdomen quer und längs gemessen. Biometrisch erscheint das Abdomen meist kleiner als nach der SSW zu erwarten wäre, was durch die Eventeration des Bauchinhaltes erklärt ist.

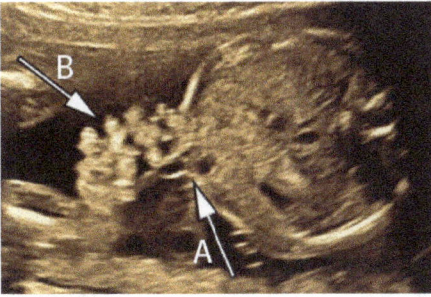

Abb. 4.6: Schrägschnitt durch fetalen Thorax und Abdomen mit Nabelschnuransatz: rechts vom Nabelansatz (Pfeil A) Darmschlingen (Pfeil B) außerhalb des Abdomens: Gastroschisis. Im zweiten Trimenon sind die Darmschlingen meist noch nicht erweitert. Finden sich in dieser SSW bereits intraabdominal erweiterte Darmschlingen, spricht das für eine enge Bruchpforte (ungünstiger) mit Obstruktion von Darmanteilen. Im Gegensatz zu der häufig fälschlicherweise geäußerten Behauptung, Fehlbildungen treten nur bei „älteren" Schwangeren auf, handelt es sich bei der Gastroschisis um eine Entwicklungsstörung die häufiger bei jüngeren Schwangeren zu beobachten ist.

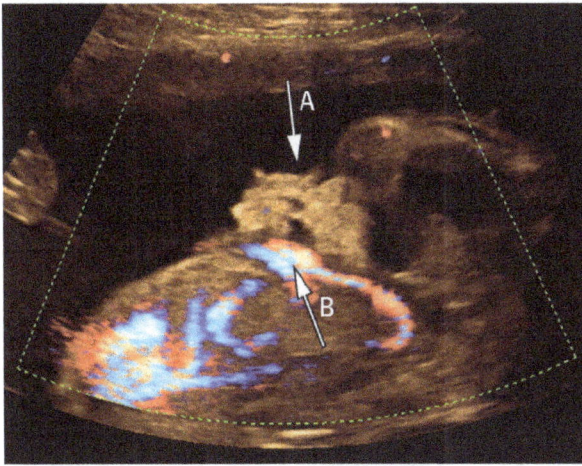

Abb. 4.7: Derselbe Fet im Längsschnitt: Darmschlingen (Pfeil A) vor dem fetalen Abdomen bei Gastroschisis, der Nabelschnuransatz (Pfeil B) findet sich neben dem Defekt, während er bei der Omphalozele meist auf dem Bruchsack darstellbar ist.

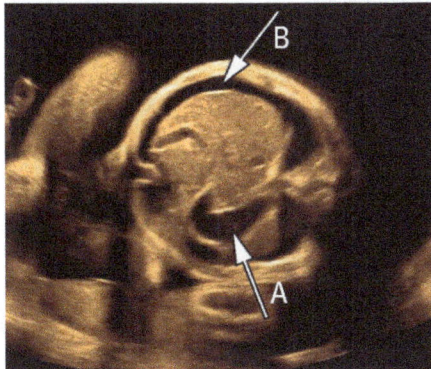

Abb. 4.8: Querschnitt durch das fetale Abdomen, I. SL, Hydramnion, der Magen liegt an normaler Position links (Pfeil A), Aszites: es zeigt sich ein Flüssigkeitssaum perihepatisch (Pfeil B). Neben chromosomalen Anomalien muss an fetale Infektionen oder eine fetale Anämie gedacht werden.

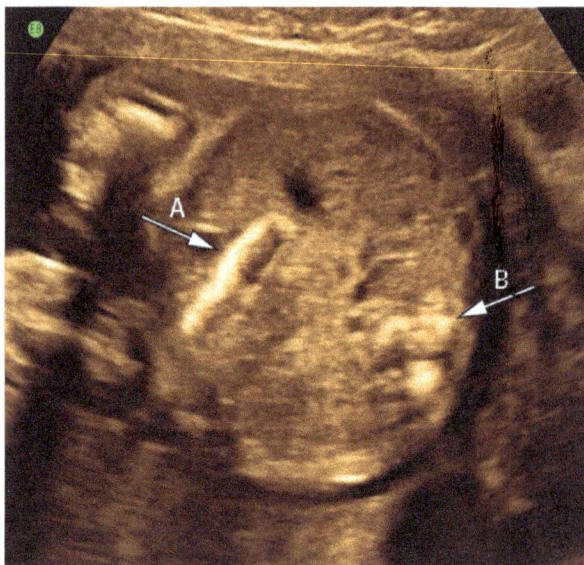

Abb. 4.9: Querschnitt durch das fetale Abdomen: echogener Darm (Pfeil A). Dies ist als Softmarker für chromosomale Anomalien zu werten, kann aber auch bei fetalen Infektionen auftreten oder ein Frühzeichen einer sich später manifestierenden gastrointestinalen Obstruktion sein. Außerdem wird die Assoziation mit der zystischen Fibrose (Mekoniumileus) beschrieben; Pfeil B: Wirbelsäule.

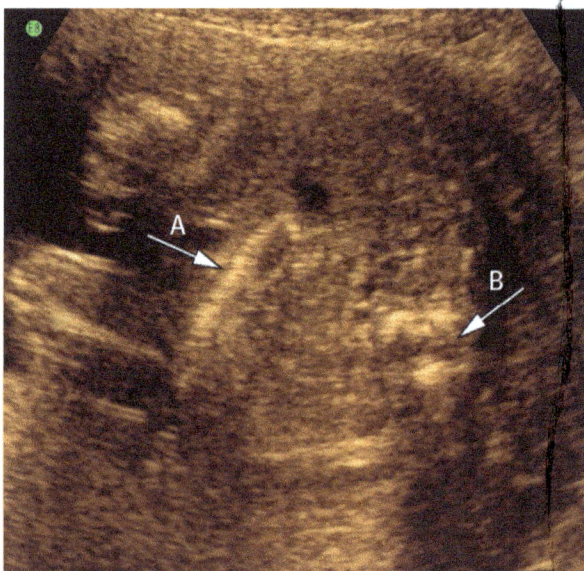

Abb. 4.10: Echogener Darm, derselbe Fet wie in Abb. 4.9 ohne Bildoptimierungsprogramme. Zur Beurteilung eines fraglich echogenen Darmes sollten die Bildoptimierungsprogramme des Ultraschallgerätes ausgeschaltet und die Ultraschallverstärkung ggf. verringert werden, um falsch-positive Befunde zu vermeiden; Pfeil A: echogener Darm, Pfeil B: Wirbelsäule.

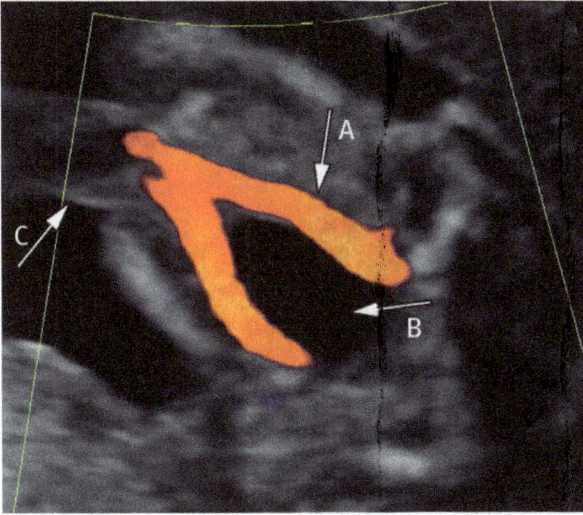

Abb. 4.11: Darstellung der beiden Umbilikalarterien (Pfeil A) im Farbdoppler mit Verlauf um die gefüllte Harnblase (Pfeil B) herum. Pfeil C: abdominaler Nabelschnuransatz.

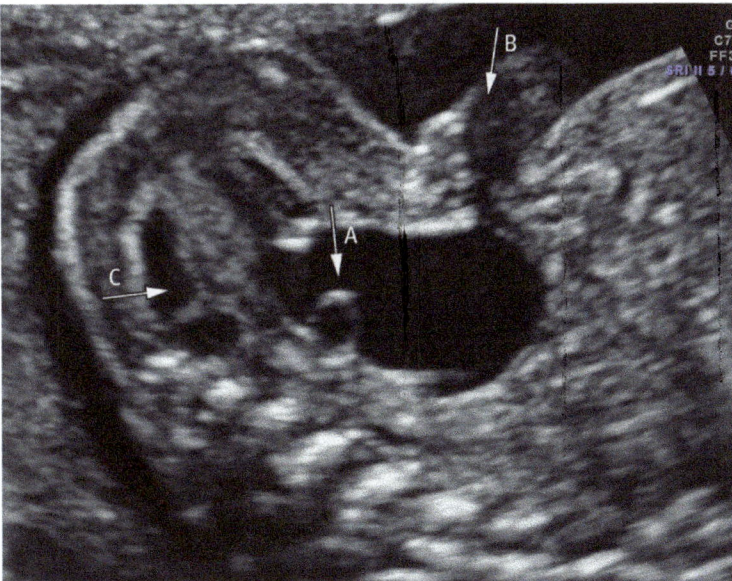

Abb. 4.12: Schrägschnitt durch den fetalen Unterbauch: Ureterozele (Pfeil A), kleine, echoleere zystische Struktur innerhalb der fetalen Harnblase. Prognose sehr gut, sonographische Verlaufskontrollen (Stau der ipsilateralen Niere?) zu empfehlen. Pfeil B: Nabelschnuransatz. Pfeil C: Rektum mit physiologischer Flüssigkeitsfüllung, dies ist kein Hinweis auf eine Analatresie.

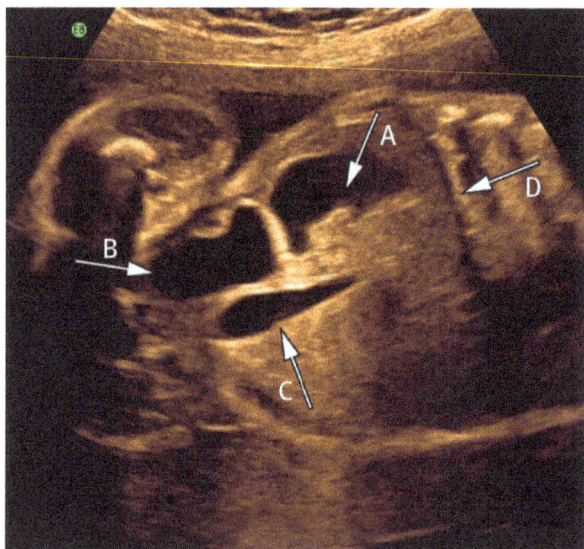

Abb. 4.13: Längsschnitt durch den unteren Thorax und das fetale Abdomen: Magen (Pfeil A), Harn-blase (Pfeil B) und Gallenblase (Pfeil C) liegen dicht beieinander, Ursache: Enterothorax bei Zwerch-fellhernie links, der Dünndarm ist aus dem Abdomen in den Thorax verlagert. Das Zwerchfell ist zwischen Leber und Lunge darstellbar (Pfeil D), der Defekt ist nicht in dieser Schnittebene sichtbar.

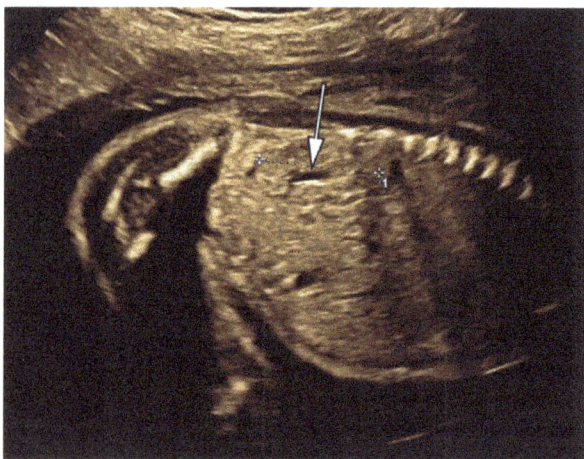

Abb. 4.14: Bei der Darstellung der Wirbelsäule im Längsschnitt und des *Conus medullaris* lässt sich durch ein Verschieben des Schallkopfes nach lateral die Niere im Längsschnitt sehr gut darstellen. Die Messung erfolgt je nach Nomogramm mit oder ohne Nebenniere. Das Nierenbecken (Pfeil) er-leichtert die Erkennung der Niere, die Echogenität des Nierenparenchyms selbst ähnelt im zweiten Trimenon sehr der des Darmkonvoluts.

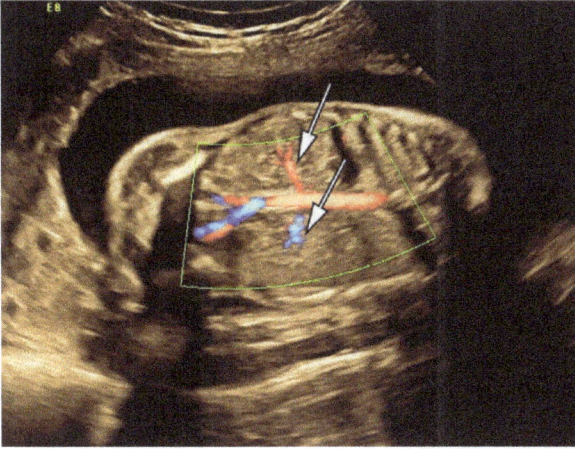

Abb. 4.15: Längsschnitt mit Darstellung von Aorta, Iliakalgabel und Abgang der Nierenarterien beidseits (Pfeile). Bei einer einseitigen Nierenagenesie kann aber auch die *Arteria mesenterialis superior* mit dem Darmkonvolut in die Nierenloge verlagert sein, läuft dann typischerweise mehr nach kaudal als die Nierenarterien.

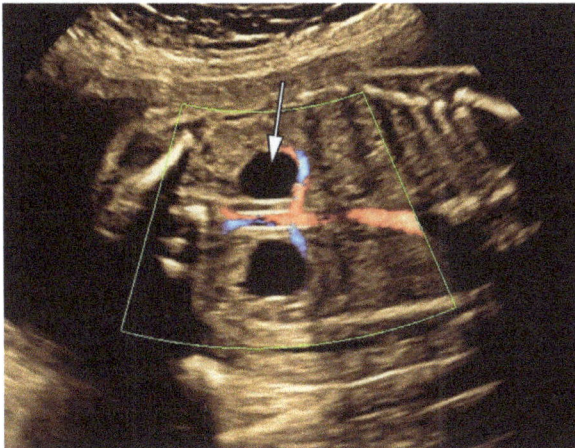

Abb. 4.16: Längsschnitt des fetalen Retroperitoneums, die fetalen Nierenbecken sind gut sichtbar, Pyelektasie beidseits (Pfeil). Darstellung der normalen Nierenarterien. Das Ausmaß der Nierenbeckenerweiterung/Pyelektasie lässt sich in dieser Schnittebene nicht beurteilen.

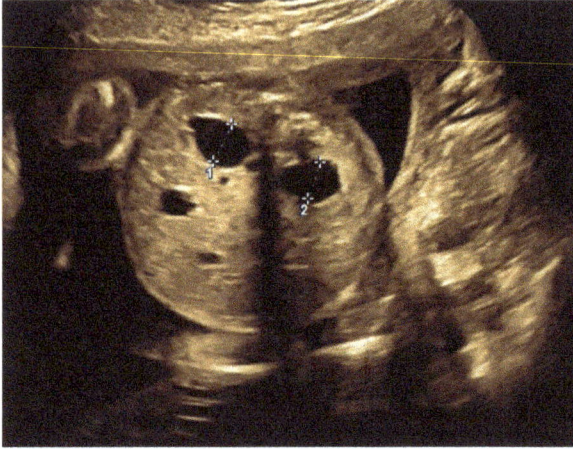

Abb. 4.17: Derselbe Fet wie in Abb. 4.16: mit 8–9 mm Nierenbeckenweite mit 22 SSW doch eher ein deutlicher Befund, der im dritten Trimenon und postpartal kontrolliert werden sollte. Obere Norm der Nierenbeckenweite im zweiten Trimenon 5 mm, im dritten Trimenon 7 mm, postpartal bis 1 cm. Günstig: keine Erweiterung der Nierenkelche, normal erscheinendes Nierenparenchym. Die Referenzebene zur Beurteilung der fetalen Nierenbecken ist immer der Querschnitt des Abdomens möglichst in dorso-anteriorer Lage des Feten, jedenfalls muss die Messung des Nierenbeckens anterior-posterior erfolgen.

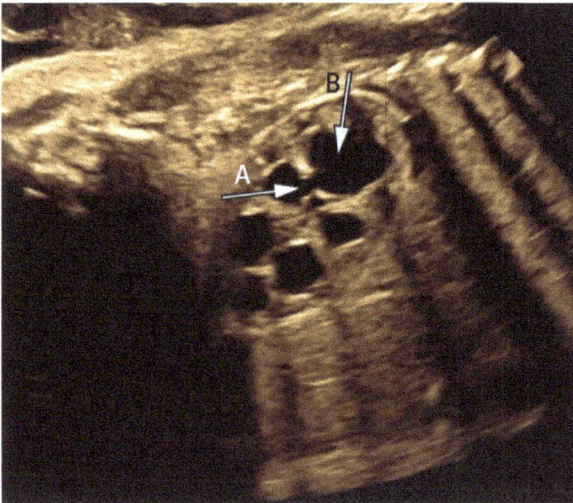

Abb. 4.18: Typische Hydronephrose: die Unterscheidung von der Zystenniere gelingt über den Nachweis der Verbindung der erweiterten Kelche (Pfeil B) zum Nierenbecken und untereinander (Pfeil A). Zysten sind voneinander isoliert.

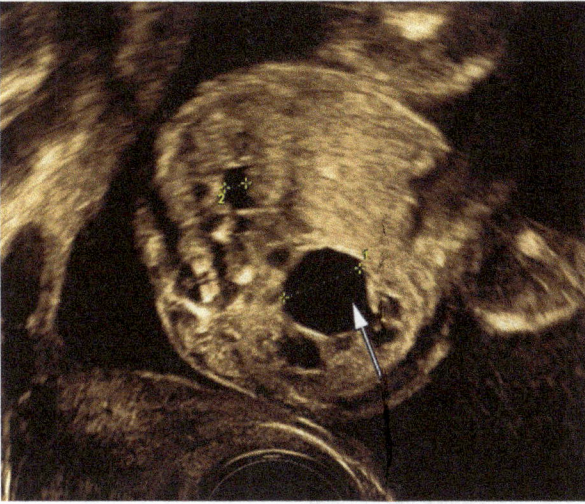

Abb. 4.19: Querschnitt durch das fetale Abdomen, II. Beckenendlage, Querschnitt beider Nieren: Hydronephrose links (Pfeil) mit Erweiterung des Nierenbeckens auf 11 mm und Erweiterung der Nierenkelche. Die rechte Niere hat eine normale Nierenbeckenweite (3 mm). Die Messung der Nierenbecken sollte anterior-posterior erfolgen.

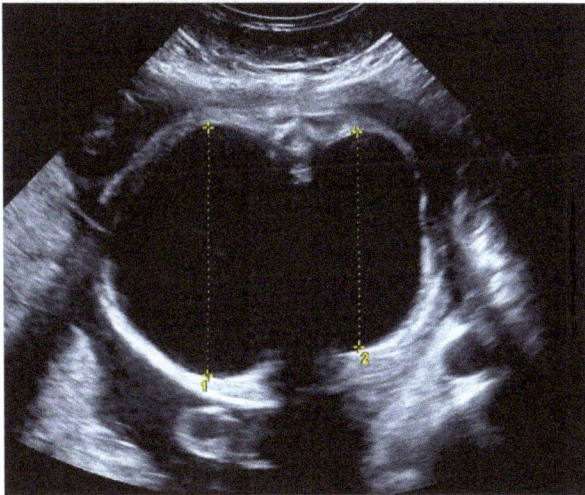

Abb. 4.20: Extremfall einer Nierenbeckenerweiterung mit 70 bzw. 80 mm Nierenbeckendurchmesser, in diesem Fall ohne Erweiterung der Nierenkelche und mit nahezu normaler Fruchtwassermenge. Postpartal syndromale Erkrankung mit Bindegewebserkrankung, die diesen Extrembefund erklärt.

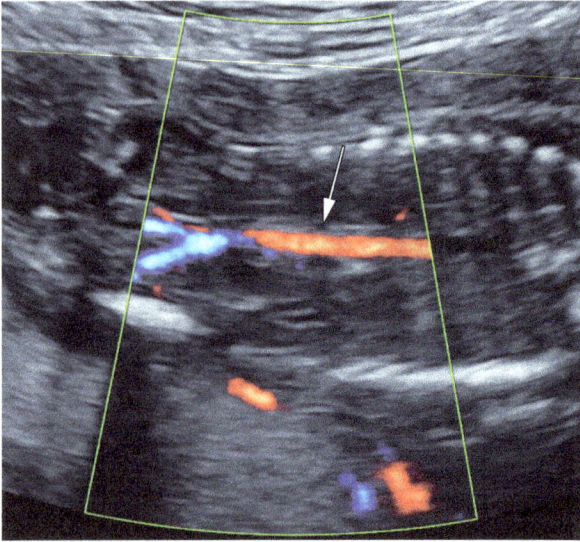

Abb. 4.21: Nierenagenesie beidseits mit Anhydramnie. Die Nierenarterienabgänge von der Aorta lassen sich nicht darstellen (Pfeil). Ab der 18.–20. SSW fällt dieser Befund durch eine Anhydramnie auf. Die Differentialdiagnose umfasst den vorzeitigen Blasensprung, die schwere aber seltene frühe Plazentainsuffizienz oder gleichfalls sehr selten die Einnahme von Antiphlogistika in hoher Dosis, die eine passagere Anurie verursachen können. Prinzipiell sollte immer eine gezielte Anamnese erhoben werden. Die früher oft bei Anhydramnie im zweiten Trimenon empfohlene diagnostische Fruchtwasserauffüllung ist bei der heutigen Ultraschallgerätetechnik meist nicht mehr erforderlich. Eine sonographische Verlaufskontrolle vor eventuellen Konsequenzen (Beendigung der Schwangerschaft) versteht sich ohnehin von selbst.

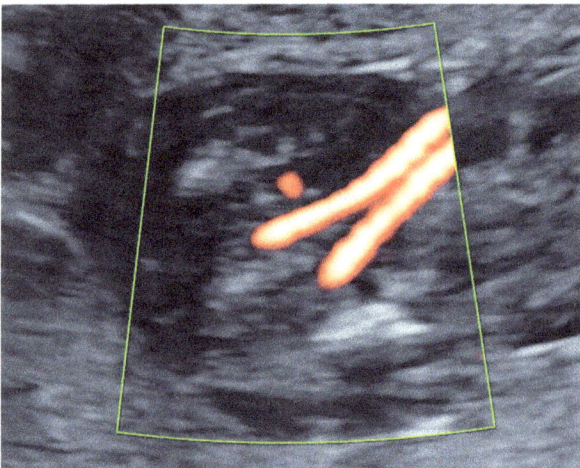

Abb. 4.22: fehlende Darstellbarkeit der Harnblasenfüllung zwischen den beiden Umbilikalarterien bei bilateraler Nierenagenesie. Zusätzlich Anhydramnion mit fehlendem Nachweis von Fruchtwasserdepots um den Querschnitt des fetalen Abdomens.

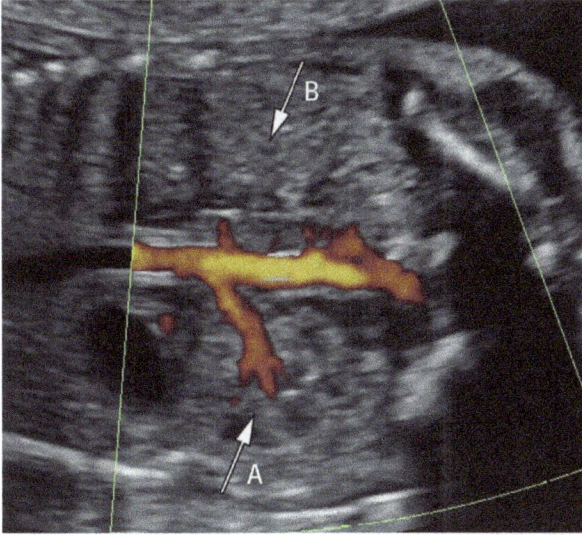

Abb. 4.23: Einseitige Nierenagenesie mit Abgang von nur einem Nierengefäß von der *Aorta abdominalis*. Pfeil A: vorhandene und Pfeil B: fehlende Niere. Prognostisch günstiger Befund, Softmarker und andere Auffälligkeiten, die auf Chromosomenanomalien oder eine VACTERL-Assoziation hinweisen könnten (z. B. Wirbelsäulenanomalien) sollten allerdings ausgeschlossen werden. Eine Verlaufskontrolle im III. Trimenon ist zu empfehlen.

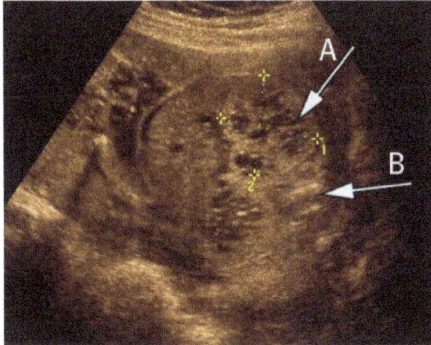

Abb. 4.24: Anhydramnie bei beidseitiger multizystischer Nierendysplasie. Prognose aufgrund der begleitenden Lungenhypoplasie infaust. Messkreuze markieren die rechte Niere. Pfeil A: Niere, Pfeil B: Wirbelsäule.

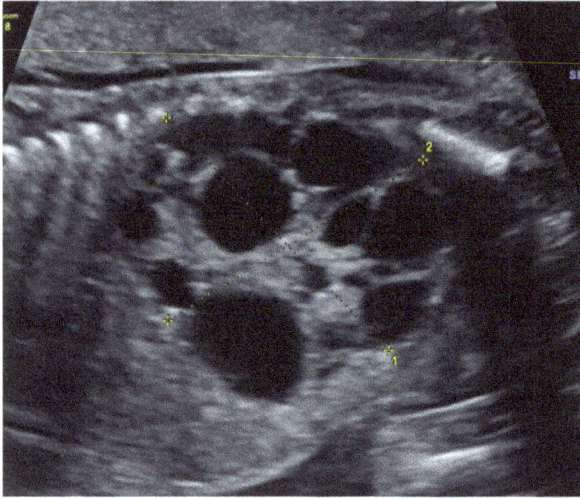

Abb. 4.25: Einseitige multizystische Nierendysplasie mit zahlreichen zum Teil größeren und gut voneinander abgrenzbaren Zysten, die nicht miteinander in Verbindung stehen. Funktionslose Niere, dennoch sehr gute Prognose, wenn es ein einseitiger Befund ist und keine weiteren Fehlbildungen vorliegen. Auch größere Befunde atrophieren häufig in den ersten zwei Lebensjahren spontan und müssen nicht zwingend operativ entfernt werden.

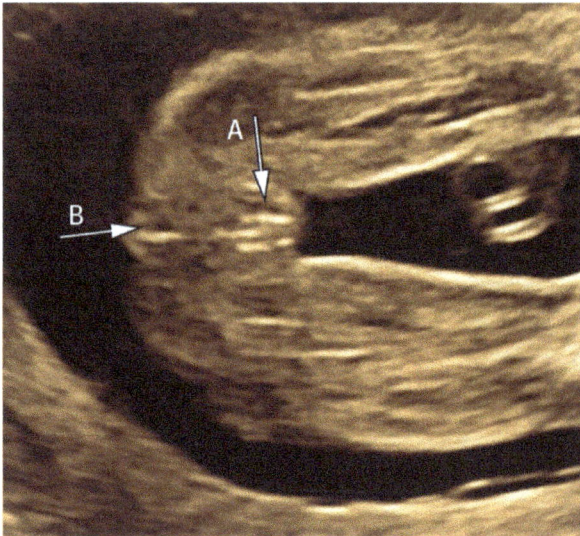

Abb. 4.26: Darstellung des normalen weiblichen äußeren Genitale, *Labia majora* und *minora*, (Pfeil A), Analgrübchen (Pfeil B) ebenfalls gut sichtbar.

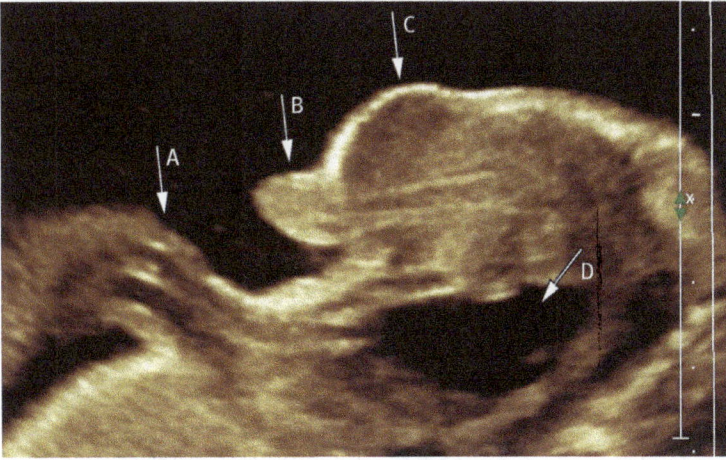

Abb. 4.27: Normales männliches Genitale mit normalem Nabelansatz (Pfeil A), Penis (Pfeil B), Skrotum (Pfeil C) und Harnblase (Pfeil D). Die Hoden sind im zweiten Trimenon noch nicht deszendiert.

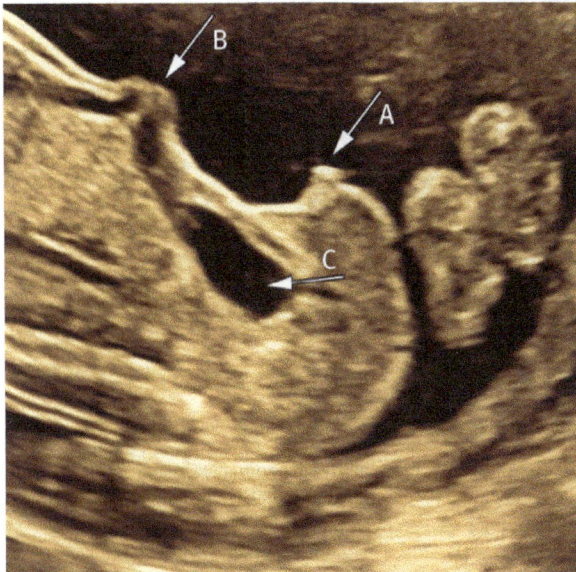

Abb. 4.28: Mikropenis (Pfeil A) bei struktureller Chromosomenanomalie (del Chrom 8). Normale Bauchwand, Nabel normal (Pfeil B), normale Füllung der Harnblase (Pfeil C).

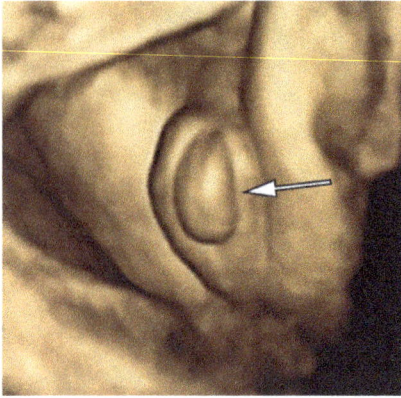

Abb. 4.29: Nicht eindeutig beurteilbares Genitale, in diesem Fall Hypospadie bei sonst gesundem Kind. Präpartale Differentialdiagnose: adrenogenitales Syndrom. Pfeil: Penis und Skrotum.

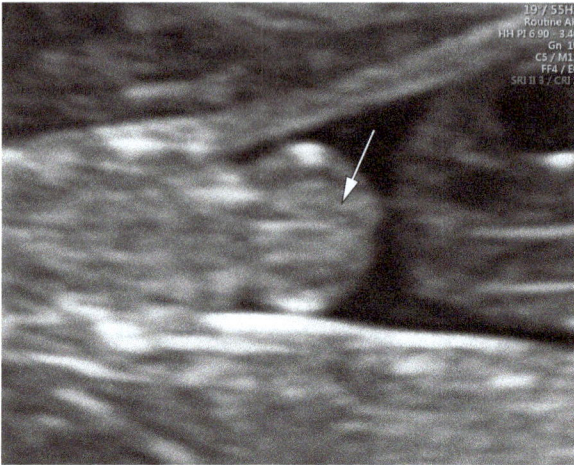

Abb. 4.30: Darstellung einer eher leichteren Form der fetalen Hypospadie mit einer anterioren und eher distalen Meatusposition. Typisch ist die eher kürzere Penislänge mit abgerundeter Penisspitze (Pfeil), die zu einer eher kugeligen Form des distalen Penisanteils führt. Hypospadien sind häufig mit anderen urogenitalen Fehlbildungen assoziiert.

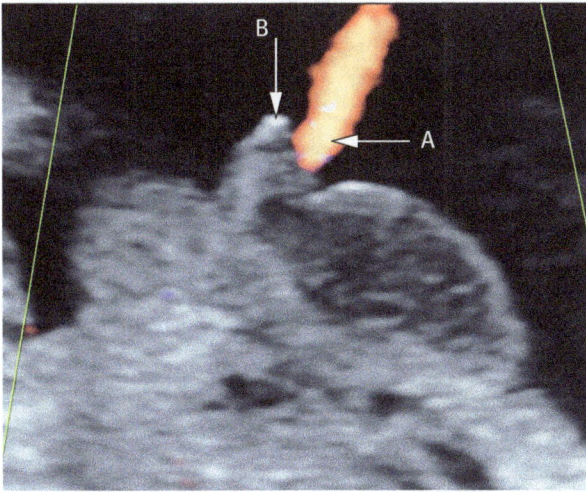

Abb. 4.31: Darstellung der fetalen Miktion bei Hypospadie mit Hilfe des Farbdopplers. Deutlich zu erkennen ist der Harnstrahl (Pfeil A) unterhalb und vor der eigentlichen Penisspitze (Pfeil B).

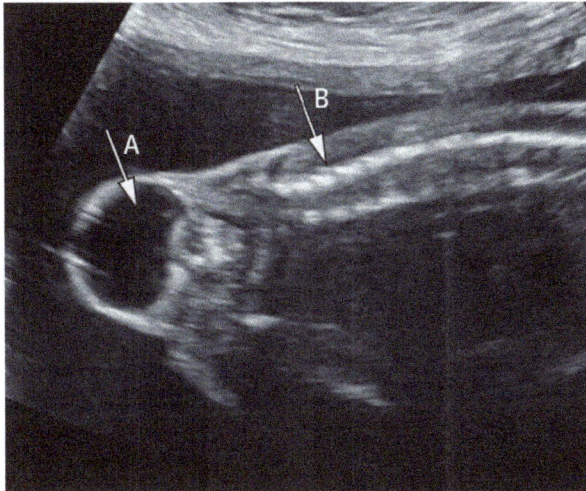

Abb. 4.32: Längsschnitt durch das kaudale fetale Abdomen: zystische, teils solide Raumforderung am Steiß, hier: Steißbeinteratom (Pfeil A). Differentialdiagnostisch kommt eine *Spina bifida* präsakral mit Myelomeningozele in Betracht, die Raumforderung wäre dann aber nicht kaudal, sondern meist dorsal sichtbar; Pfeil B: Wirbelsäule.

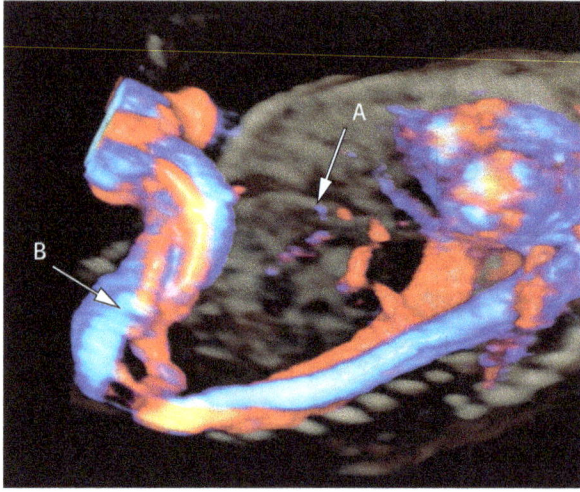

Abb. 4.33: 3D *Glass Body Mode* durch das fetale Abdomen im Sagittalschnitt bei *Ductus venosus* Agenesie. Fehlende Darstellbarkeit der Umbilikalvene im sonst typischen Verlauf durch die fetale Leber (Pfeil A). Das umbilikalvenöse Blut (Pfeil B) fließt unter Umgehung des Leberkreislaufs direkt in die *V. iliaca* (Leberbypass). Nach Ausschluss von Begleitfehlbildungen (Herzfehler, partielle oder komplette Agenesie des Pfortadersystems) und Chromosomenanomalien (Beachte: Ausschluss von RASopathien wie dem Noonan-Syndrom) ist die Prognose eher günstig.

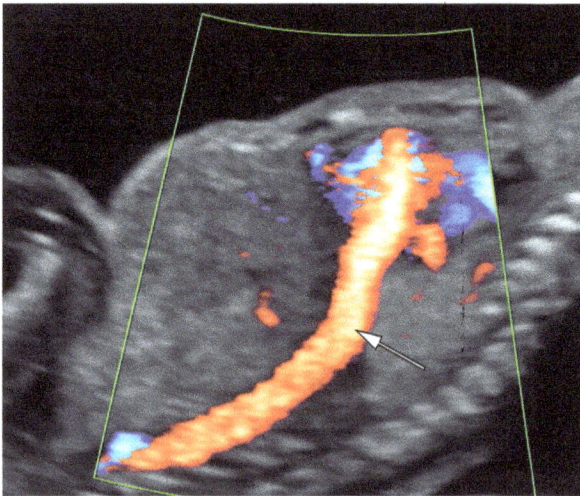

Abb. 4.34: Derselbe Fet wie in Abb. 4.33 bei *Ductus venosus* Agenesie mit Leberbypass. Die *Vena cava inferior* (Pfeil) imponiert im Farbdoppler sehr prominent, da das gesamte Blut der unteren Körperhälfte und zusätzlich das gesamte umbilikalvenöse Blut über dieses Gefäß zum fetalen Herzen transportiert wird.

5 Extremitäten und Gesamtskelett

Die Messung des Femurs als langer Röhrenknochen gehört zur Basisdiagnostik im Zweittrimester-Screening. Gemessen wird dabei die echoreiche und zur Umgebung gut abgrenzbare Diaphyse. Bei auffälligen Messwerten sollten beide Seiten gemessen und neben der Länge auch die Form, die Echogenität und Knochenkontinuität (Frakturen) beurteilt werden.

Damit sind Arme und Beine, Hände und Füße, Finger und Zehen natürlich nicht komplett erfasst. Die Ängste der Schwangeren beziehen sich häufig auf postpartal zwar leicht auch für den Laien erkennbare, im Ultraschall aber durchaus schwer zu diagnostizierende Störungen. So gehört die Frage, ob alle Finger und Zehen vorhanden sind, zum Alltag in der Pränataldiagnostik, auch wenn dies aus guten Gründen in den Leitlinien nicht gefordert wird. Die detaillierte Beurteilung der Extremitäten ist in der Routine durchaus schwierig und gelingt beim Ersttrimester-Screening häufig besser als später. Zum Ende des 1. Trimenons liegen die Hände häufig vor Gesicht oder Thorax und sind geöffnet, somit sind die Finger gut erkennbar. Die Füße können noch etwas einwärts gedreht sein, nicht (!) zu verwechseln mit einer Fußfehlstellung. Später in der Schwangerschaft ist es zeitlich wesentlich aufwendiger, die Extremitäten vollständig zu beurteilen, da einzelne Extremitäten oder Teile davon häufig völlig verdeckt liegen und die Hände oft zur Faust geballt sind. Es gehört also Disziplin und Geduld dazu, die Frage der werdenden Eltern nach Fingern und Zehen gewissenhaft zu beantworten.

Extremitätenfehlbildungen sind allerdings mit ca. 4 auf 1.000 Geburten (Klumpfuß 1:1.000, Reduktionsdefekte ca. 1:2.000, Eurocat 2012) nicht so selten, wie man vermuten könnte und ihr Übersehen löst bei den Betroffenen häufig Enttäuschung und Entsetzen aus, was immer wieder zu gerichtlichen Auseinandersetzungen führt. Die Rechtsprechung geht dann zumeist davon aus, dass eine isolierte Extremitätenfehlbildung kein Grund für einen Schwangerschaftsabbruch gewesen wäre.

Extremitätenfehlbildungen können isoliert als Folge disruptiver Fehlentwicklungen auftreten oder als Hinweis auf chromosomale Anomalien oder syndromale Erkrankungen.

Bei Extremitätenfehlbildungen aufgrund von vaskulären Insulten ist zu bedenken, dass die aseptische Nekrose *in utero* nicht innerhalb kurzer Zeit zur Abstoßung der Extremität führen muss. Es kann also durchaus sein, dass beim Ersttrimester-Screening alle vier Extremitäten darstellbar sind und der Gefäßverschluss bereits stattfand (laut Literatur zumeist vor 11 + 5 SSW), der nekrotische Teil der Extremität aber noch nicht abgestoßen wurde. Diese Entwicklungsstörung sollte dann aber im zweiten Trimenon auffallen. Entgegen der Rechtsprechung bei postnataler Erstdiagnose führen solche Fälle bei pränataler Diagnose häufiger zur Schwangerschaftsbeendigung. Um diesen Fallstrick (Extremität nekrotisch aufgrund eines Gefäßverschlusses, aber noch nicht demarkiert und abgestoßen) zu vermeiden, müsste man beim Ersttrimester-Screening grundsätzlich darauf achten, dass der Fet die Extremitäten aktiv bewegt

https://doi.org/10.1515/9783110650594-005

und/oder die Gefäßversorgung normal ist. Das wird aber niemand ernsthaft in der Routinediagnostik verlangen können.

Störungen in der Entwicklung des Gesamtskeletts mit oder ohne Beteiligung der Extremitäten (Skelettdysplasien) sind eine sehr heterogene Erkrankungsgruppe. Sonographisch richtungsweisend können sein: auffällige Schädelform (z. B. als Folge prämaturer Nahtsynostosen) und Schädelgröße, verminderte Echogenität der Schädelknochen, auffälliges Profil mit vorgewölbter Stirn (*frontal bossing*), auffälliges Thorax-Abdomen-Verhältnis mit vorgewölbtem Abdomen („Sektkorkenphänomen"), Achsenfehlstellung der Wirbelsäule (Schramm).

Tab. 5.1: Anforderungen an das Zweittrimester-Screening.

Erweiterter Basis-US	DEGUM I	DEGUM II	ISUOG
– der Femur als langer Röhrenknochen muss gemessen werden, also vorhanden sein	– ein Femur und ein Humerus müssen gemessen werden, also vorhanden sein	– Messung ein Femur und Tibia oder Fibula, ein Humerus und Ulna oder Radius – Arme und Beine, Hände und Füße (ohne differenzierte Darstellung der Finger und Zehen) – Nachweis der langen Extremitätenknochen Femur, Tibia, Fibula, Humerus, Radius, Ulna	– Femurlänge – Nachweis von Armen und Händen, normal Größenbeziehungen – Nachweis von Beinen und Füßen, normale Größenbeziehungen – Das Abzählen von Fingern und Zehen ist nicht gefordert

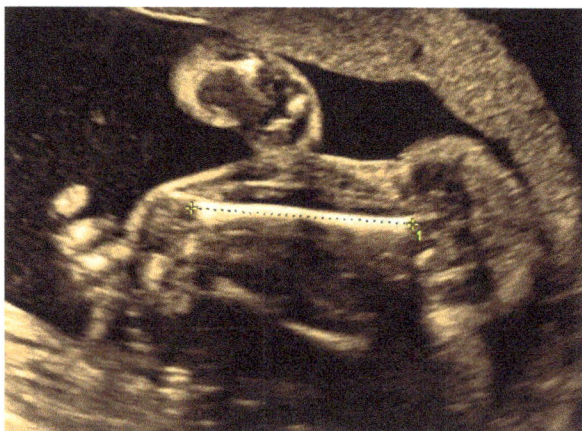

Abb. 5.1: Messung der langen Röhrenknochen (hier Femur) möglichst mit parallelem Verlauf des Knochens zum Schallkopf, um Verzerrungen am Rand zu vermeiden. Die Epiphysen sind zu ahnen, werden aber nicht mit gemessen. Gemessen wird nur die Diaphyse.

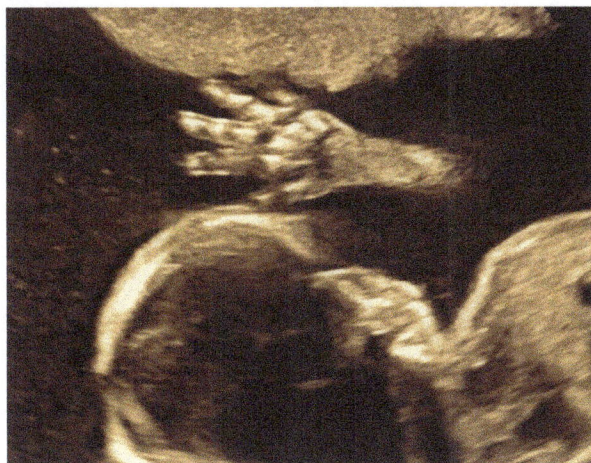

Abb. 5.2: B-Bild-Darstellung der Hand. Im 2. Trimenon gelingt es eher selten alle 5 Finger in einer Ebene darzustellen.

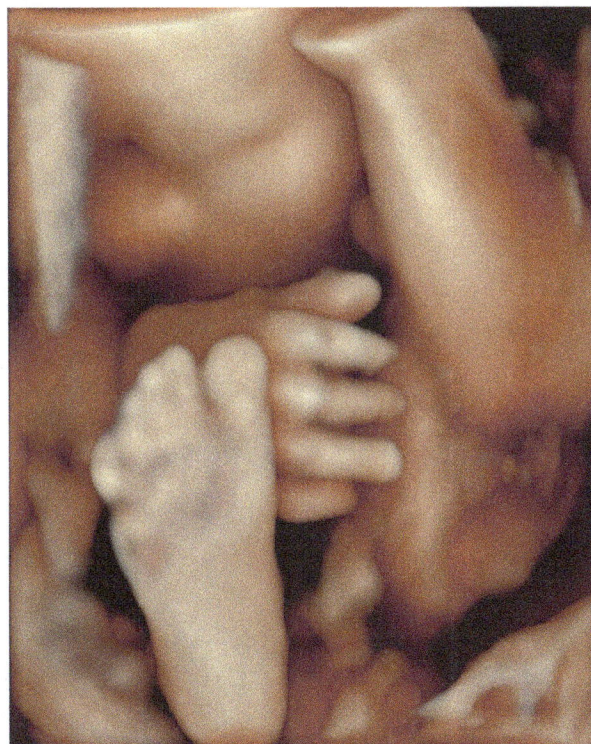

Abb. 5.3: Der *3D Surface Mode* erleichtert die Darstellung der Hände und Füße und ist für die werdenden Eltern gut nachvollziehbar.

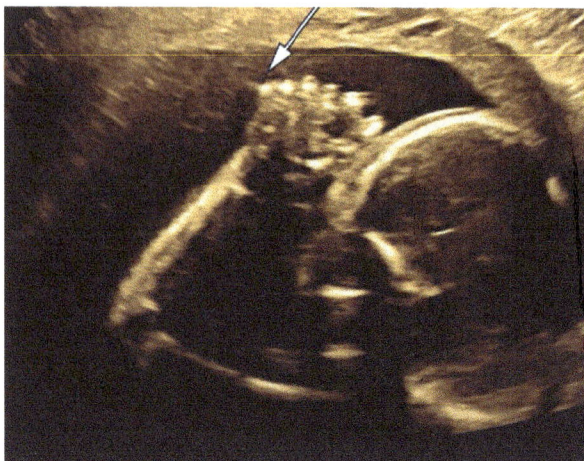

Abb. 5.4: Hexadaktylie (Pfeil), hier postaxial (ulnare Seite). Polydaktylien lassen sich leicht übersehen. Sie können isoliert und sporadisch auftreten, mit Syndaktylien vergesellschaftet sein, familiär autosomal dominant vererbt werden und auch als Symptom verschiedener Syndrome (z. B. Trisomie 13) auftreten.

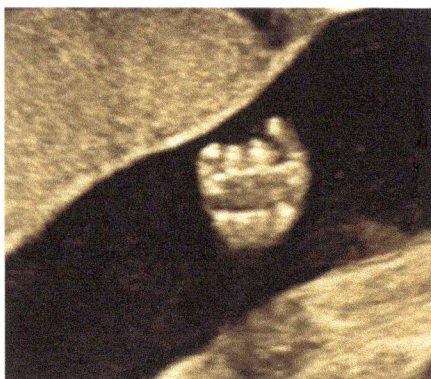

Abb. 5.5: *Clenched fist*: Überlappung der Finger 2 und 5 über 3 und 4, typische Fausthaltung bei Trisomie 18.

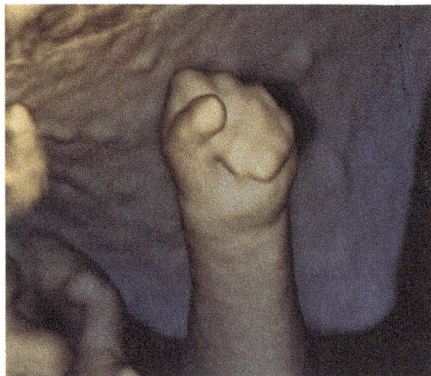

Abb. 5.6: *Clenched fist* im *3D Surface Mode*, hier bei Trisomie 18.

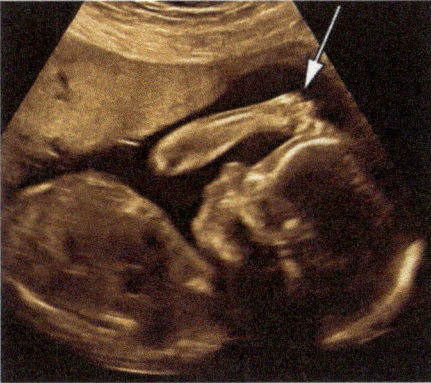

Abb. 5.7: Reduktionsanomalien sind sehr vielfältig. Fehlen können in unterschiedlichem Ausmaß Teile von Unterarm, Unterschenkel, einzelne oder mehrere Finger und Zehen, ganze Hände oder seltener Füße. Hier abgebildet ein Reduktionsdefekt der Hand (Pfeil).

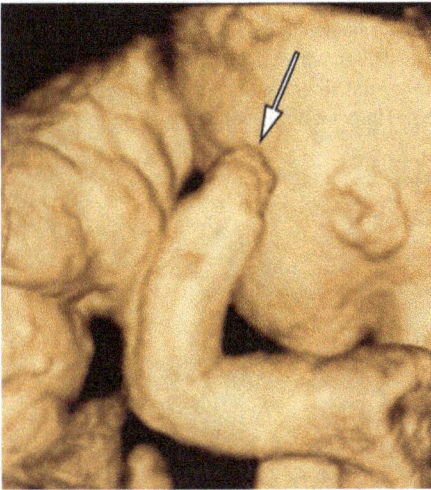

Abb. 5.8: Reduktionsdefekt mit fehlender Hand im *3D Surface Mode* (Pfeil).

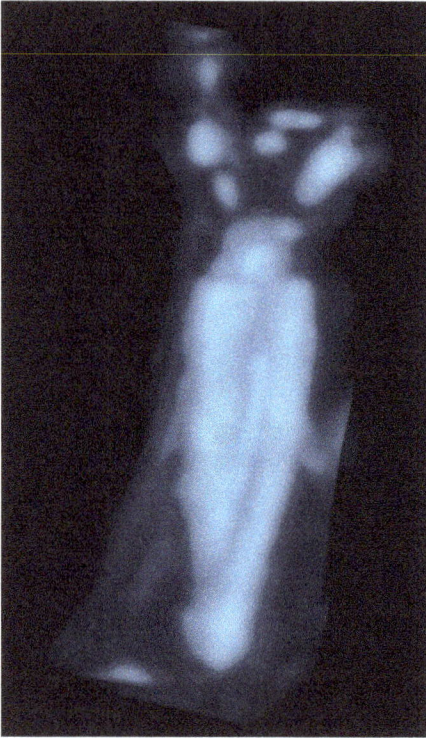

Abb. 5.9: 3D Knochen *(Maximum) Mode* Darstellung von Unterarm und Hand. Bei zentralen, longitudinalen Reduktionsanomalien an Händen oder Füßen fehlen die mittleren Finger oder Zehen mit einer daraus resultierenden Spalthand (hier im Bild) oder Spaltfuß.

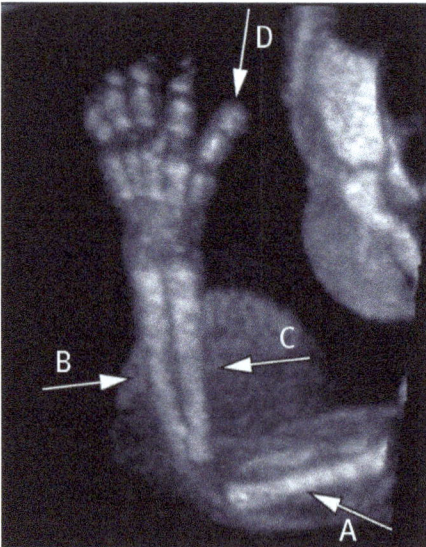

Abb. 5.10: Die 3D-Sonographie, insbesondere der hier verwendete *3D Maximum Mode* mit Hervorhebung der knöchernen Strukturen, erleichtert die Diagnostik bei Skelettveränderungen deutlich. Hier die gesamte obere Extremität mit allen relevanten knöchernen Strukturen in einem Volumen (Humerus [Pfeil A], Ulna [Pfeil B], Radius [Pfeil C], Mittelhandknochen, Finger mit Daumen [Pfeil D]).

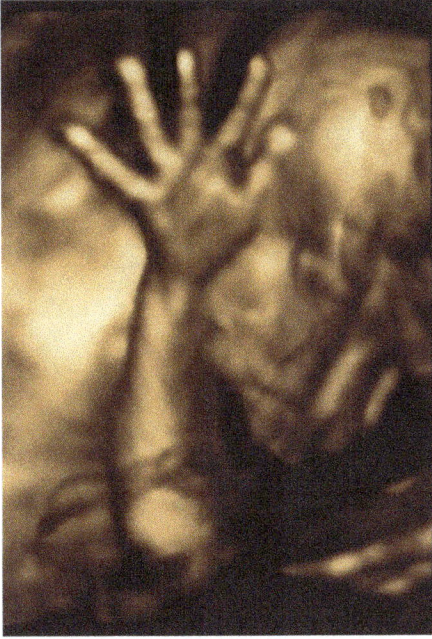

Abb. 5.11: *3D Surface Mode* von Hand und Fingern. Knöcherne Strukturen können mit dem Oberflächen-Modus nicht dargestellt werden.

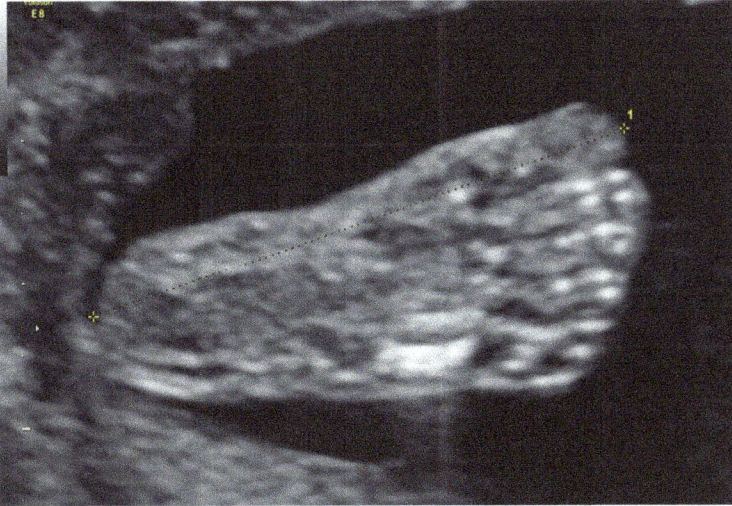

Abb. 5.12: Die Füße mit Fußzehen können im 2. Trimenon im Gegensatz zu den Händen deutlich besser dargestellt werden als im ersten Trimenon. Syndaktylien der Zehen sind meist nicht sonographisch erkennbar – insbesondere, wenn sie nur häutig sind.

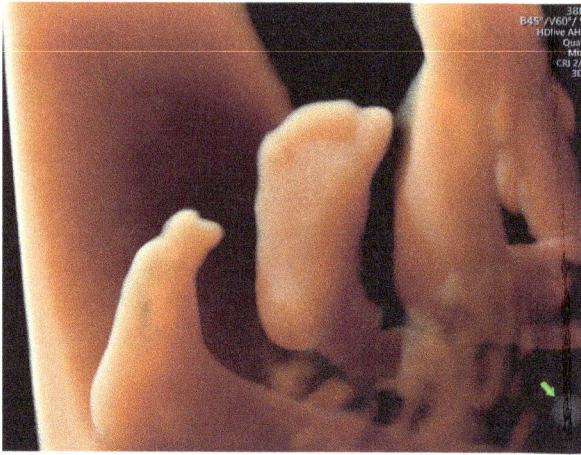

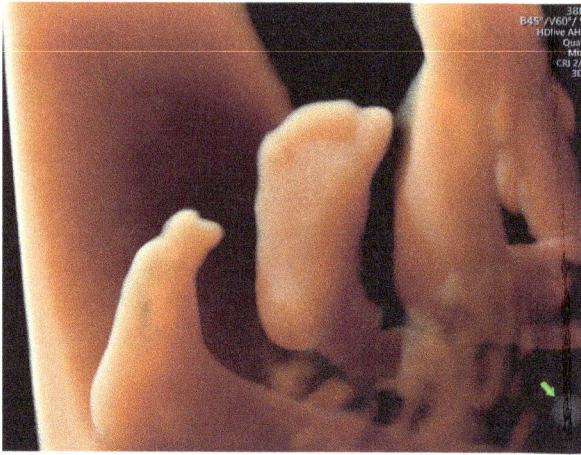

Abb. 5.13: Darstellung beider Füße im *3D Surface Mode*. Auf einen Blick und selbsterklärend sind auch für die Eltern die Füße in regelrechter Form, Stellung und Größe erkennbar.

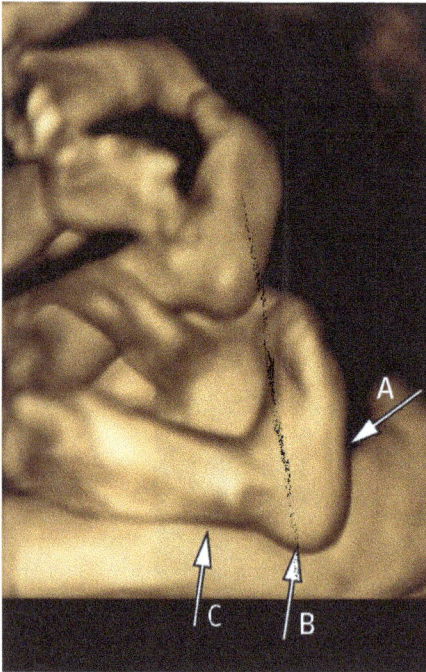

Abb. 5.14: Normale Fußstellung im *3D Surface Mode*, Zehen teilweise darstellbar. Fußsohle (Pfeil A) und Unterschenkel (Pfeil C) können nicht in einer Bildebene dargestellt werden. Ferse (Pfeil B).

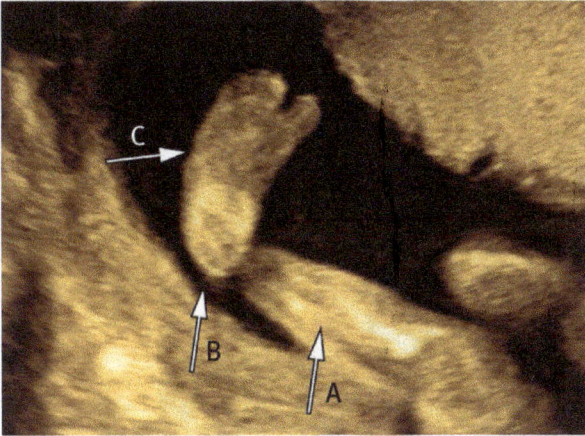

Abb. 5.15: Fixierte Innenrotation des Fußes („*Pes equinovarus*", „Klumpfußstellung"). Unterschenkel bzw. Unterschenkelknochen (Pfeil A) und Fußsohle (Pfeil C) sind gleichzeitig in einer Bildebene darstellbar. Die Sandalenlücke ist kein gut verwertbares Hinweiszeichen für chromosomale Anomalien. Häufig entsteht das Bild durch eine Dorsalflexion des Großzehs. (Pfeil B): Ferse.

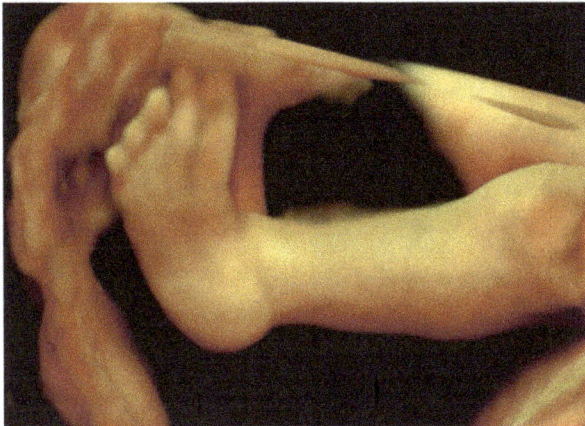

Abb. 5.16: Klumpfußstellung (*Pes equinovarus*). Der *3D Surface Mode* erleichtert es den Eltern sehr, diese Form der Fußfehlstellung nachzuvollziehen.

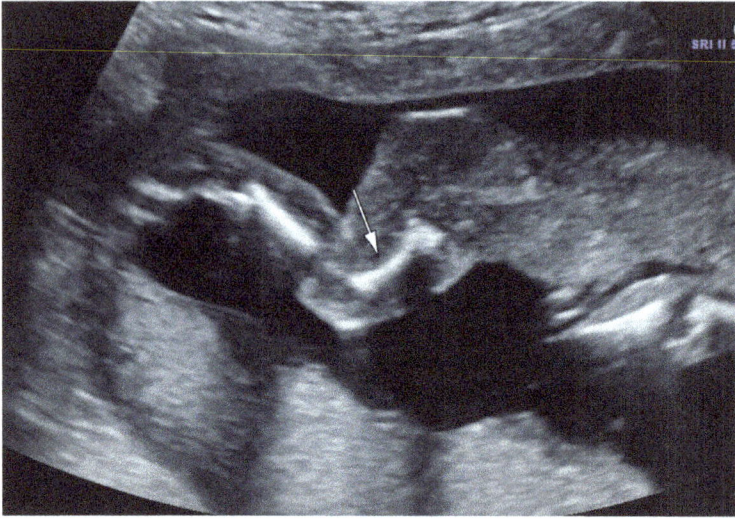

Abb. 5.17: Die thanatophore Dysplasie als eine der häufigsten pränatal erkennbaren Skelettdysplasien mit sichtbar verkürztem und etwas gebogenem Femur (Pfeil). Meist liegt die Länge der Röhrenknochen unter der 5. Perzentile (Mikromelie) und sind oft „telefonhörerartig" gebogen.

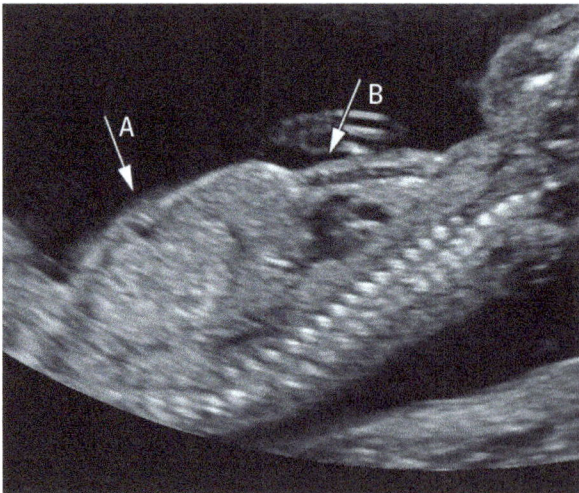

Abb. 5.18: Thanatophore Dysplasie mit typischem „Sektkorkenphänomen" im Übergangsbereich Thorax (Pfeil B) – Abdomen mit vorgewölbt erscheinendem Abdomen (Pfeil A) und flachem Thorax (derselbe Fet wie in Abb. 5.17). Die begleitende Lungenhypoplasie führt zum Tod des Neugeborenen.

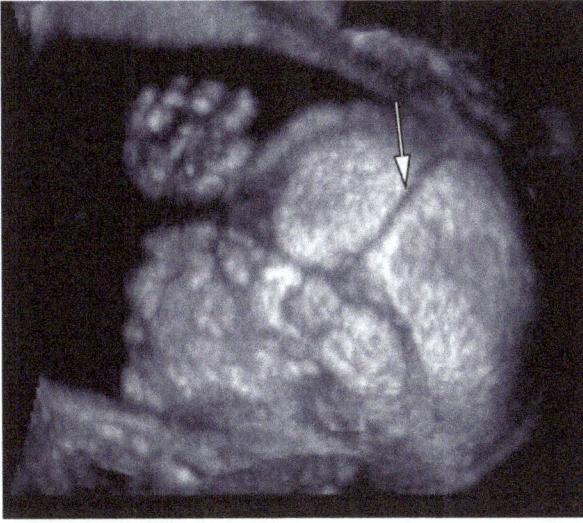

Abb. 5.19: *3D Maximum Mode* mit Darstellung des knöchernen Schädels, der Schädelnähte (Pfeil) sowie der seitlichen Fontanelle.

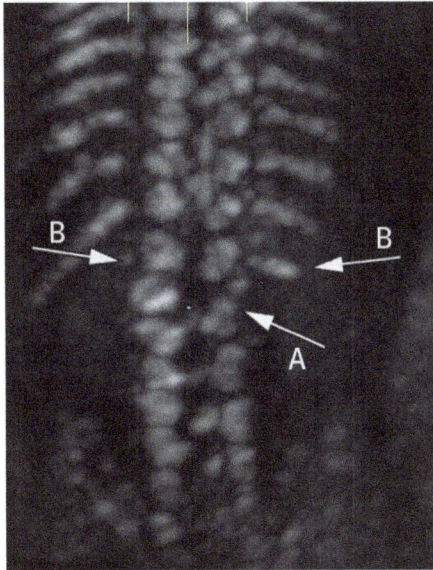

Abb. 5.20: *3D Maximum Mode* mit Darstellung von Hemivertebrae (Pfeil A) im Bereich der Lendenwirbelsäule (LWS), die bei ausgeprägter Form zu deutlichen Achsfehlstellung der Wirbelsäule führen können. Zusätzlich ist eine Asymmetrie der Rippenzahl mit einseitig 11 Rippen (Pfeile B) sichtbar.

6 Plazenta, Nabelschnur, Zervix, Fruchtwasser

In diesem Kapitel werden Sekundinae, Zervix und Fruchtwassermenge behandelt. Die Prävalenz von Anomalien des Nabelschnuransatzes (*Insertio velamentosa*), der Plazentalage (*Placenta praevia*) und der Zervixinsuffizienz liegt im zweiten Trimenon summiert bei ca. 5 %, betrifft also relativ viele Schwangere und ist in der alltäglichen Bedeutung relevanter als manche seltene Fehlbildung. Die Beurteilung der Fruchtwassermenge, die im 2. Trimenon primär durch den fetalen Urin und zu einem kleinen Teil durch die Sekretion der fetalen Lunge gebildet wird, ist aus physikalischen Gründen eine Domäne des Ultraschalls. Die Methoden der Bestimmung der Fruchtwassermenge werden in Kap. 1 behandelt.

Mit älteren Ultraschallgeräten war bei Oligo- und Anhydramnie eine Beurteilung des Feten aufgrund der ungünstigen sonographischen Sichtverhältnisse fast nicht möglich, während das Hydramnion häufig mit sehr guten Ultraschallverhältnissen einhergeht. Die möglichen klinischen Implikationen der Oligohydramnie bzw. des Hydramnions liegen auf der Hand: Nierenfunktionsstörungen, der vorzeitige Blasensprung und die Plazentainsuffizienz können eine Oligohydramnie verursachen. Das Hydramnion bleibt in der Mehrzahl der Fälle ätiologisch ungeklärt, neben dem (schlecht eingestellten) Gestationsdiabetes kommen gastrointestinale Obstruktionen (Ösophagusatresie) und Schluckstörungen des Feten, z. B. auch bei Gaumenspalte und eine Vielzahl chromosomaler und syndromaler Erkrankungen als Ursache in Betracht.

Bezüglich der Plazenta interessiert geburtshilflich primär die Plazentalage. Der Plazentasitz entspricht dabei zunächst immer der Implantationsstelle und liegt meist im Fundus-Vorder- oder Hinterwandbereich. Die entscheidende Frage lautet: Liegt eine *Placenta praevia* vor, die eventuell eine *Sectio caesarea* erforderlich macht? Diese Frage lässt sich im 2. Trimenon im Gegensatz zum 1. Trimenon durchaus beantworten: Wenn die Plazenta um die 22. SSW den inneren Muttermund um 20 mm oder mehr überdeckt, wird mit hoher Wahrscheinlichkeit ein Kaiserschnitt notwendig werden (Becker, 2001). Selbstverständlich sollte in diesen Fällen eine sonographische Kontrolle im dritten Trimenon erfolgen. Typische Risikofaktoren für eine *Placenta praevia totalis* sind Z. n. Sectio, Kürettagen, Myomenukleation, Mehrlinge, Rauchen, Drogenkonsum und höheres maternales Alter. Sollte bei der Kontrolluntersuchung im 3. Trimenon festgestellt werden, dass aufgrund der Plazentamigration keine *Placenta praevia* mehr vorliegt, besteht ein erhöhtes Risiko für *Vasa praevia*, die nicht minder gefährlich sind (Fuchs, 2008).

Nebenplazenten (Placenta *succenturiata*), die in 3–6 % aller Schwangerschaften auftreten, können erwähnt werden, da deren Kenntnis für die Nachgeburtsperiode wichtig sein kann. Zusätzlich sind Nebenplazenten gelegentlich mit *Vasa praevia* (Typ II) assoziiert.

Strukturelle Anomalien der Plazenta treten häufig als sogenannte Lakunen oder echoreiche Areale (Verkalkungen) auf, die meist bedeutungslos sind. Plazentatumo-

https://doi.org/10.1515/9783110650594-006

ren wie Chorangiome fallen eher selten in der Routinediagnostik auf, beim Hydramnion sollte aber gezielt danach gesucht werden. Plazentazysten sind bei isoliertem Auftreten meist bedeutungslos, können aber in Kombination mit Softmarkern auf eine Trisomie 18 hinweisen.

Bezüglich der Nabelschnur interessiert die Gefäßanzahl. Die singuläre Nabelarterie ist mit einer Prävalenz von ca. 1 % zu erwarten (Weinert, 2005) und kann mit chromosomalen Anomalien einhergehen, aber auch mit Fehlbildungen des Magen-Darm-Traktes, des Urogenitalsystems sowie der VACTERL-Assoziation (Vertebrale-Anale-Cardiale-Tracheo-Esophageale-Renale-Limb-Fehlbildungen), wobei die gastrointestinalen Obstruktionen im zweiten Trimenon oft noch nicht erkennbar sind. Eher aus diesem Grund und weniger wegen der häufig befürchteten Plazentainsuffizienz („Bekommt denn das Kind genug Nahrung?") ist die Ultraschallkontrolle im dritten Trimenon zu empfehlen.

Daneben sind beim Zweittrimester-Screening Normvarianten der Nabelschnurinsertion wie die *Insertio velamentosa* und die *Vasa praevia* erkennbar, wenn man danach sucht. Am einfachsten lässt sich jedoch die regelrechte plazentare Nabelschnurinsertion bereits beim Ersttrimester-Screening überprüfen. Die klinische Bedeutung der *Insertio velamentosa* ist umstritten (erhöhtes Risiko für Wachstumsretardierung, Notsectio und intrauterinen Fruchttod am Termin, Ebbing, 2013), *Vasa praevia* sollten in jedem Fall ausgeschlossen werden. *Vasa praevia* im zweiten Trimenon bedeuten nicht grundsätzlich, dass diese Situation auch im dritten Trimenon vorliegen muss. Aufgrund der erheblichen vitalen Bedrohung des Feten sind hier aber sorgfältige Kontrollen im dritten Trimenon indiziert. Eine frühzeitige Klinikvorstellung zur Planung des optimalen Entbindungsmodus und -zeitpunktes wird empfohlen.

Bezüglich der Zervixbeurteilung und der möglichen Konsequenzen haben sich in den letzten Jahren einige Neuerungen ergeben, die in die Leitlinien bisher keinen Eingang gefunden haben. Bei Zervixinsuffizienz sind drei therapeutische Modalitäten zu nennen: das Progesteron (DeFranco, 2007), das Cerclage-Pessar (Arabin-Pessar, Goya 2012) und der vollständige Muttermundverschluss (Ramsauer, 2012; El Haj, 2012). Voraussetzung für die Indikationsstellung zu einer dieser therapeutischen Modalitäten mit evidenzbasiert nachgewiesenem Effekt ist die Erkennung der Zervixinsuffizienz, was auch bei asymptomatischen Schwangeren wichtig ist. Im Routinescreening ist die Zervix meist gut von abdominal einstellbar. Bei schlechter Übersicht oder unklarem Befund sollte vaginalsonographisch kontrolliert werden. Zur Standardisierung ist die vaginalsonographische Zervixlängenmessung bei leerer Harnblase der Schwangeren etabliert, die Messung ist allerdings nicht so banal, wie es erscheinen mag. So kann z. B. schallkopfbedingter Druck auf die Zervix durchaus pathologische und hochpathologische Befunde verschleiern.

Für die Routine empfiehlt es sich, die Zervix von abdominal einzustellen und ggf. mit entleerter mütterlicher Harnblase den Befund vaginalsonographisch zu kontrollieren, wobei der Schallkopf nach Darstellung der Zervix etwas zurückgezogen werden sollte, um eine fälschlich zu lange Messung der Zervix zu vermeiden. Außerdem

ist Druck auf den Uterusfundus oder ein Valsalva-Manöver sinnvoll, um die Zervixlänge bei Belastung beurteilen zu können. Der entscheidende Messparameter ist die
effektive Zervixlänge. Trichterlängen- und breiten können dokumentiert werden, kor-
relieren aber nicht mit dem Frühgeburtsrisiko und verbessern nicht den prädiktiven
Wert der Untersuchung.

Tab. 6.1: Anforderungen an das Zweittrimester-Screening.

Erweiterter Basis-US	DEGUM I	DEGUM II	ISUOG

Fruchtwassermenge
– ja/nein/kontroll-
  bedürftig
Plazentalokalisation
und Plazentastruktur
– normal/kontroll-
  bedürftig
	– Plazentalokali-
	  sation und Pla-
	  zentastruktur
	– Fruchtwasser-
	  menge (Er-
	  kennen von
	  Oligo- und Poly-
	  hydramnion)
		**Fruchtwasser-
		menge**
		– qualitativ/
		  quantitativ
		Nabelschnur
		– Gefäßzahl,
		  NS-Ansatz an
		  Plazenta
		Plazenta
		– Sitz, Struktur,
		  Dicke
		– optional:
		  Messung der
		  Zervixlänge
			Fruchtwassermenge
			– subjektive Einschätzung oder
			  mit sonographischen Mess-
			  methoden
			Plazenta
			– Struktur und Lage
			– Nebenplazenta
			– Tumoren
			– Nabelschnur mit 3 Gefäßen
			– bei Z. n. Sectio, chirurgischen
			  Eingriffen am Uterus und tief
			  sitzender Vorderwandplazenta
			  oder gar *Plazenta praevia*
			  sollte das Risiko von Plazen-
			  talösungsstörungen bedacht
			  werden
			– Cave: multiple turbulent perfun-
			  dierte Lakunen in der Plazenta
			  (erhöhtes Risiko bzw. *Placenta
			  accreta*)
			– gegenwärtig gibt es keine
			  Evidenz für die Routinemes-
			  sung der Zervix im 2. Trimenon
			  in einer nicht selektierten
			  Population

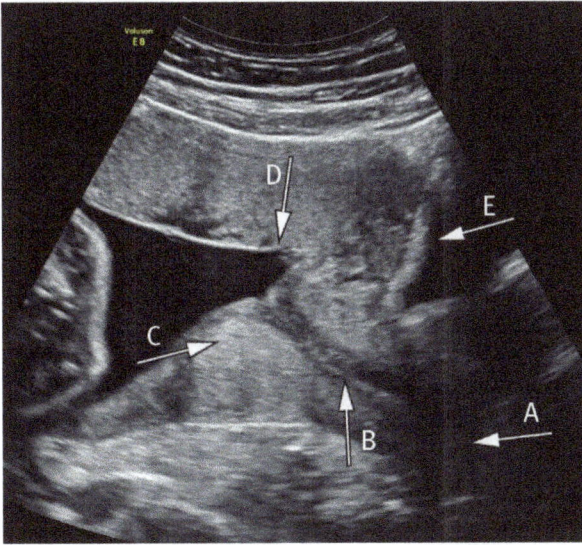

Abb. 6.1: Normalbefund mit Messung einer unauffälligen Zervixlänge von abdominal. Die fokale Kontraktion des unteren Uterinsegments täuscht eine längere Zervix vor als tatsächlich vorhanden. Außerdem scheint die Plazenta dadurch tiefer zu liegen, als sie tatsächlich ist. Die Pfeile beschreiben den äußeren und inneren Muttermund (Pfeil A, Pfeil B), die myometrane Kontraktion (Pfeil C), den kaudalen Plazentarand (Pfeil D) sowie die halbgefüllte Harnblase (Pfeil E).

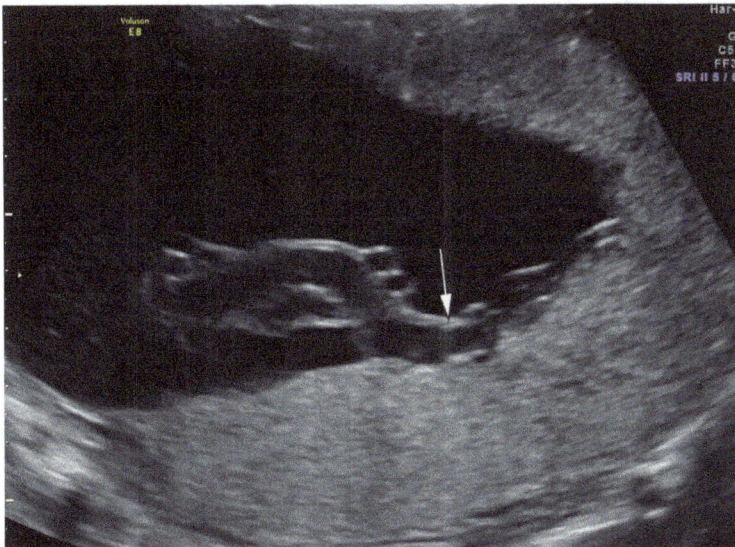

Abb. 6.2: Nabelschnuransatz auf der Plazenta: Normalbefund mit zentralem Abgang der Nabelschnur von der Plazenta (Pfeil).

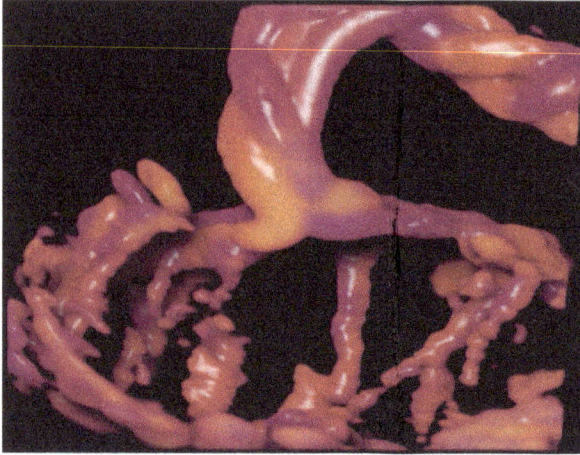

Abb. 6.3: *3D Color Mode* mit Darstellung des plazentaren Nabelschnuransatzes und normaler Durchblutung des Plazentabetts mit 22 + 1 SSW.

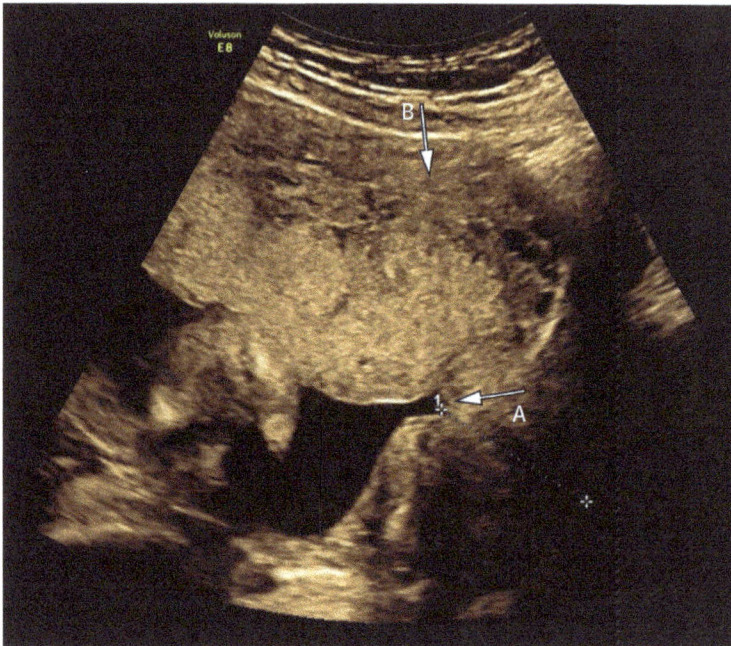

Abb. 6.4: Darstellung des unteren Uterinsegments von abdominal: fokale myometrane Kontraktionen des Uterus verändern die Beziehung von Plazenta und innerem Muttermund erheblich: hier Aspekt wie *Placenta praevia marginalis* (s. Abb. 6.5), Pfeil A: innerer Muttermund. Zervixlänge normal, Pfeil B: verdickte Uteruswand bei fokaler Kontraktion.

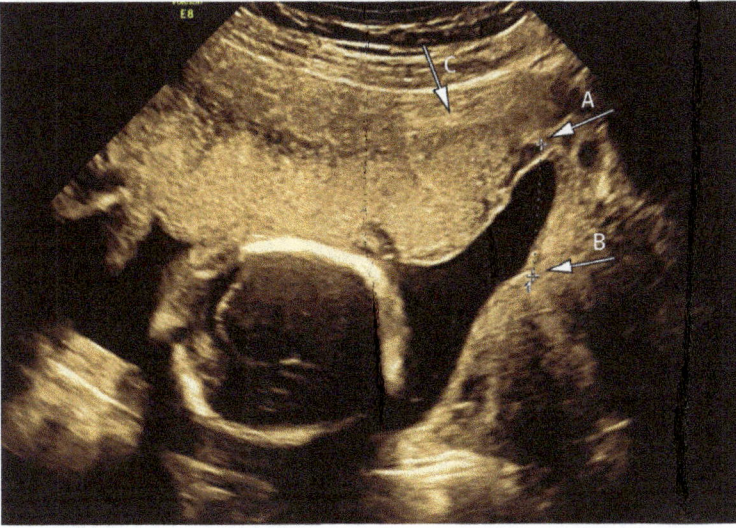

Abb. 6.5: Dieselbe Untersuchung wie im vorhergehenden Bild: Tatsächlich liegt der kaudale Plazentarand (Pfeil A) knapp 3 cm vom inneren Muttermund (Pfeil B) entfernt (Aufnahme ohne Kompression 3 Minuten später). Die Uteruswand erscheint erheblich dünner (Pfeil C), die Kontraktion ist verschwunden.

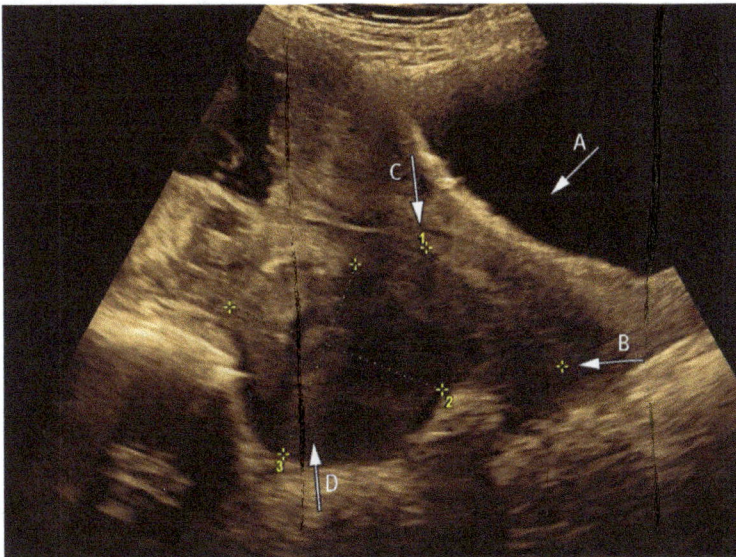

Abb. 6.6: Transabdominale Darstellung des unteren Uterinsegments: Darstellung von Harnblase (Pfeil A), Zervix mit äußerem (Pfeil B) und innerem (Pfeil C) Muttermund und einem retrozervikalen Myom (Pfeil D). Ob das Myom ein Geburtshindernis darstellen wird, muss im zweiten Trimenon noch nicht beurteilt werden. Die Kliniker sind oft dankbar, wenn die Schwangere nicht schon mit der Festlegung: „... aufgrund des Myoms muss auf jeden Fall ein Kaiserschnitt gemacht werden ...“ zur Geburtsanmeldung erscheint.

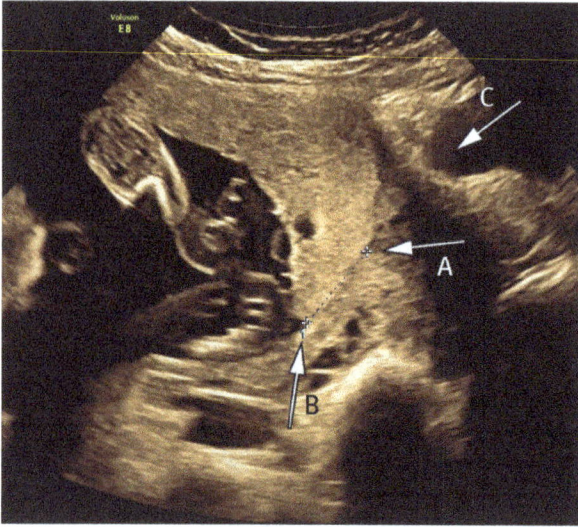

Abb. 6.7: Transabdominale Darstellung des unteren Uterinsegments: *Placenta praevia* mit Überlappung des inneren Muttermundes (Pfeil A) um 22 mm in der 23. SSW. Plazentarand (Pfeil B) unten, Harnblase (Pfeil C).

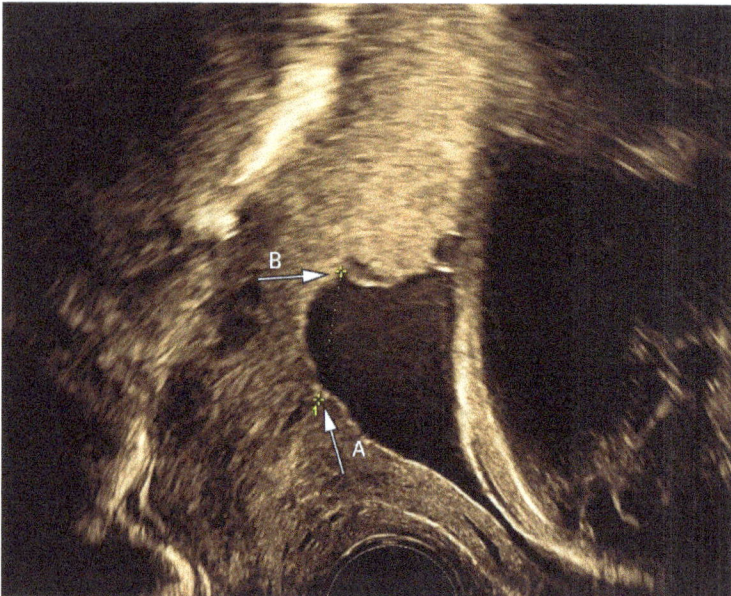

Abb. 6.8: Vaginalsonographische Darstellung der Zervix mit innerem Muttermund (Pfeil A) und kaudalem Plazentarand (Pfeil B): hier 19 mm vom inneren Muttermund entfernt (22. SSW), damit kein Geburtshindernis zu erwarten, wohl auch insgesamt keine erhöhte Gefährdung während der Schwangerschaft.

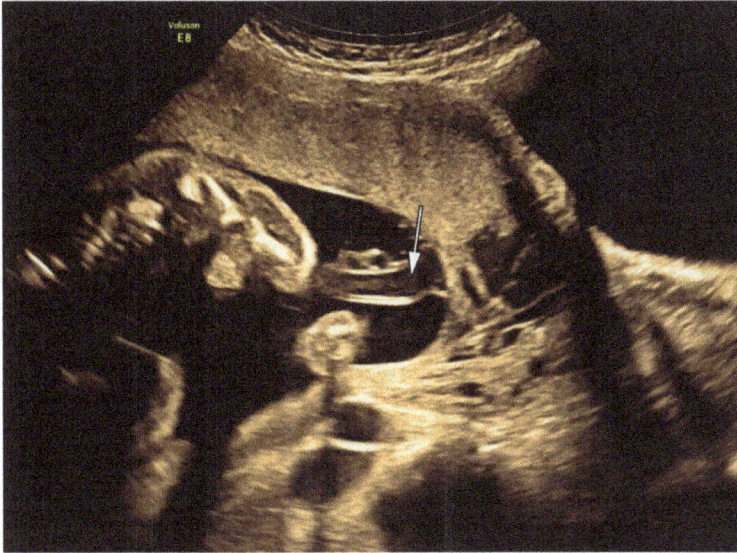

Abb. 6.9: Hier *Placenta praevia*, genaue Lage zum inneren Muttermund in dieser Schnittebene nicht beurteilbar. Aber zusätzlich Nabelschnuransatz kaudal (Pfeil), zwar nicht als *Vasa praevia* freiliegend, damit keine Rupturgefahr der Gefäße bei Blasensprung oder Wehen, aber als *Insertio marginalis* am unteren Plazentarand in Nähe zum inneren Muttermund wahrscheinlich doch ein Geburtshindernis, selbst wenn die Plazenta den inneren Muttermund im weiteren Verlauf der Schwangerschaft freigeben sollte. Kontrolle im III. Trimenon zur Abklärung des Geburtsmodus erforderlich!

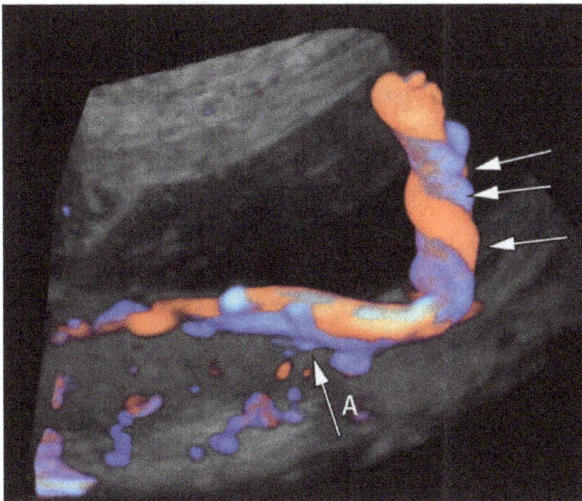

Abb. 6.10: *Insertio velamentosa* im *3D Glass Body Mode*, Pfeil A: Plazentarand, Pfeile: Nabelschnur mit drei Gefäßen.

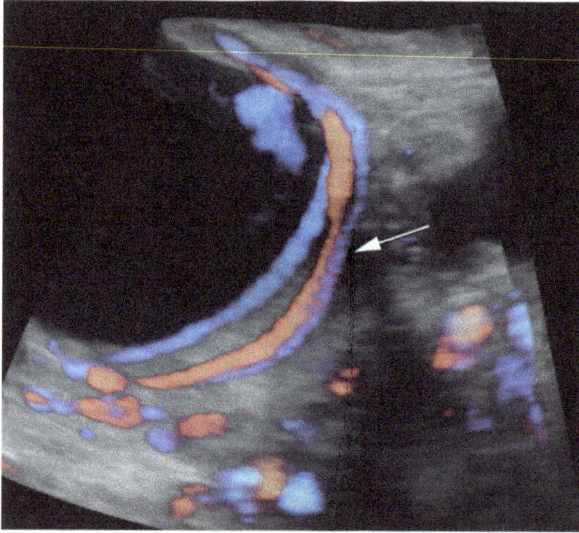

Abb. 6.11: Insertio velamentosa mit langstreckigem Verlauf der Nabelschnurgefäße (Pfeil) auf den Eihäuten (*3D Glass Body Mode*).

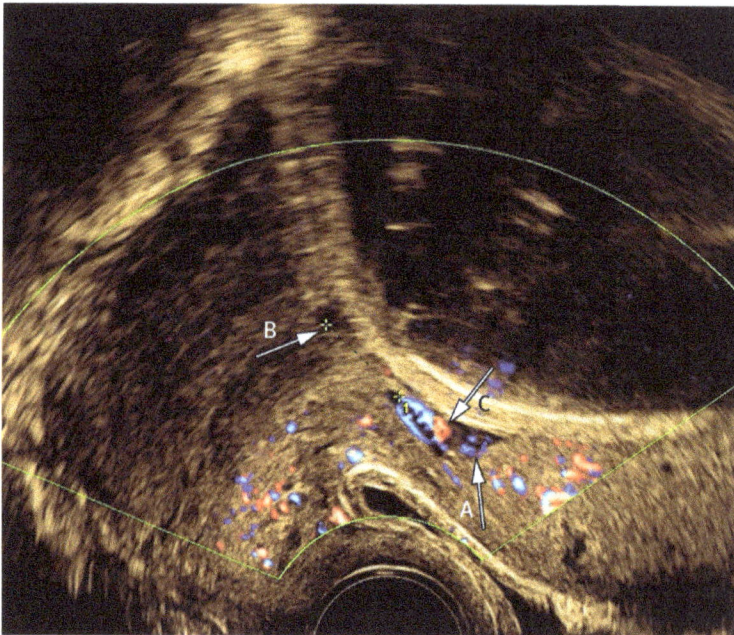

Abb. 6.12: Vaginalsonographische Darstellung von Zervix und unterem Uterinsegment. Abstand Plazenta (Pfeil A) – innerer Muttermund (Pfeil B) ca. 2 cm, Abstand *Vasa praevia*; Pfeil C – innerer Muttermund 14 mm. Das ist ohne Farbdoppler kaum zu erkennen, wahrscheinlich aber doch ein geburtsrelevanter Befund.

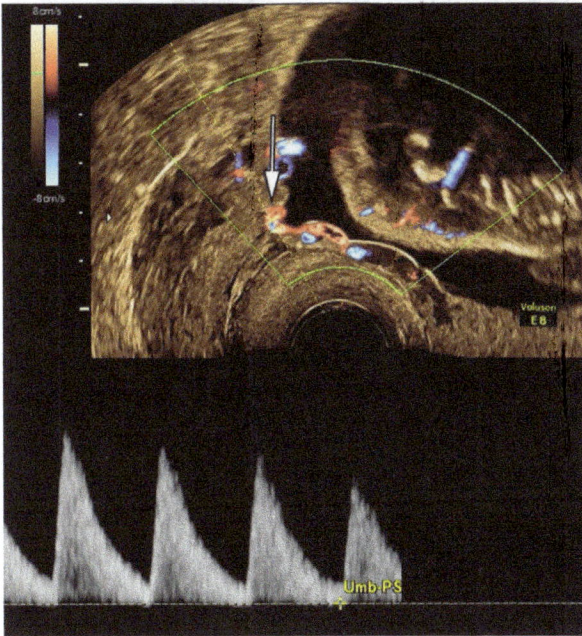

Abb. 6.13: *Vasa praevia* (Pfeil) vaginalsonographisch dargestellt mit Ableitung der Dopplerkurve aus einem der Gefäße: Die Unterscheidung von mütterlichen Gefäßen in der Uteruswand/subchorial kann mitunter schwierig sein: Der Nachweis des fetalen Pulses beweist hier aufgrund des für Nabel-arterien typischen Flussmusters und der Herzfrequenz *Vasa praevia*.

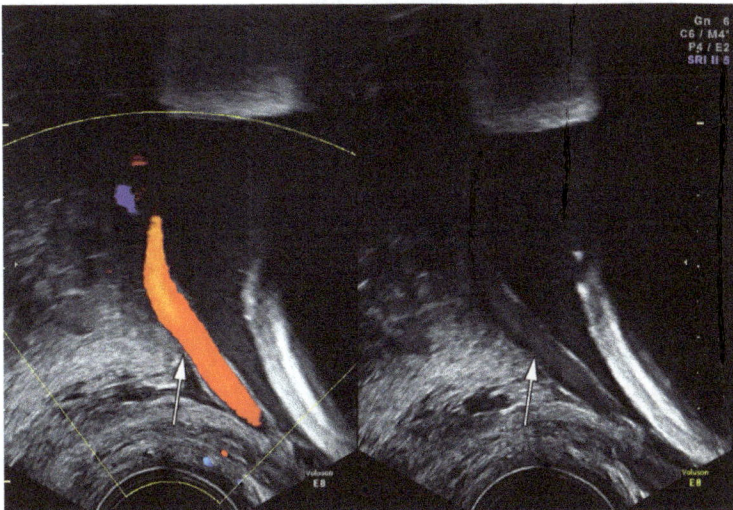

Abb. 6.14: Vaginaler Ultraschall mit paralleler Darstellung von *Vasa praevia* (Pfeile) mit und ohne Farbdoppler. Hierbei wird deutlich, dass der Einsatz des Farbdopplers die Diagnose deutlich verein-facht, im B-Bild allein aber durchaus auch möglich sein kann. Man muss nur bewusst darauf achten.

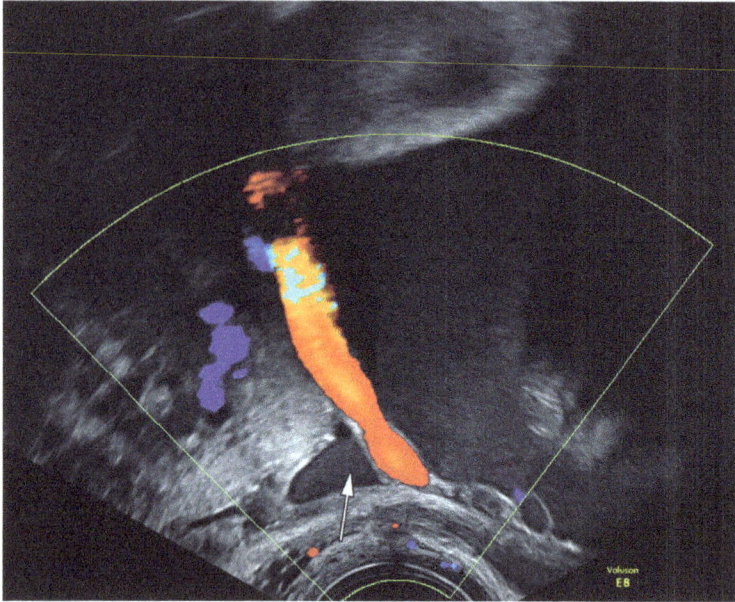

Abb. 6.15: *Vasa praevia* im Farbdoppler über dem Trichter einer verkürzten Zervix (Pfeil im Zervix-trichter).

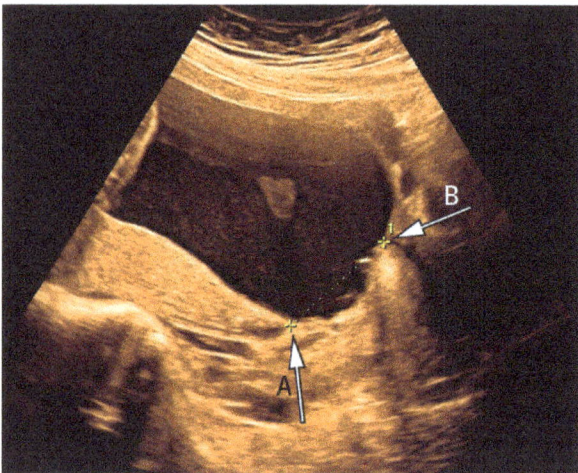

Abb. 6.16: Unteres Uterinsegment transabdominal: der kaudale Plazentarand liegt ca. 4 cm vom inneren Muttermund entfernt (Abstand zwischen den Pfeilen), damit keine Plazenta praevia, kein tiefer Sitz und scheinbar zunächst keine Gefährdung bei vaginaler Geburt. Bei genauem Hinschauen erkennt man Gefäße zwischen Plazentarand und innerem Muttermund (s. nächstes Bild). (Pfeil A: Plazentarand, Pfeil B: innerer Muttermund).

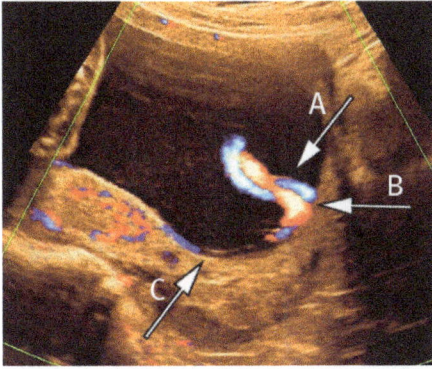

Abb. 6.17: Derselbe Befund mit Farbdoppler: der Nabelschnuransatz (Pfeil A) liegt als *Insertio velamenosa* und *Vasa praevia* direkt über dem inneren Muttermund (Pfeil B). Wer die technischen Möglichkeiten und eventuell auch leidvolle Erfahrungen gemacht hat, wird in jedem Fall den inneren Muttermund und das untere Uterinsegment (bis ca. 6 cm vom inneren Muttermund entfernt) nach Gefäßen absuchen. Das geht nur im ersten und zweiten Trimenon schnell. Im dritten Trimenon verschattet das Köpfchen/der Steiß üblicherweise das untere Uterinsegment und erschwert damit die Beurteilung. Im Zweifelsfall hilft dann die abdominale und vaginale Sonographie und das Hochschieben des vorangehenden fetalen Körperteils; Pfeil C: Plazentarand.

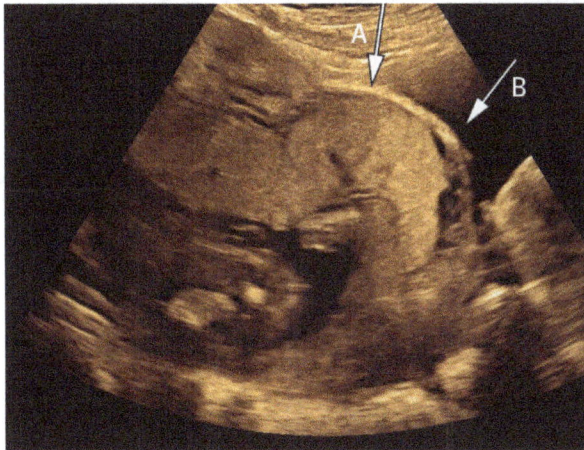

Abb. 6.18: Zustand nach Sectio plus *Placenta praevia*: Wahrscheinlichkeit für eine *Placenta increta/ percreta* 25 %!!! (Pfeil A: tiefe Plazentainvasion in die Uteruswand, Pfeil B: Harnblasenwand). Diese Situation wird uns in den nächsten Jahren aufgrund der steigenden Sectio-Raten häufiger begegnen. Im vorliegenden Fall wurde trotz aller Vorkehrungen eine Sectiohysterektomie erforderlich.

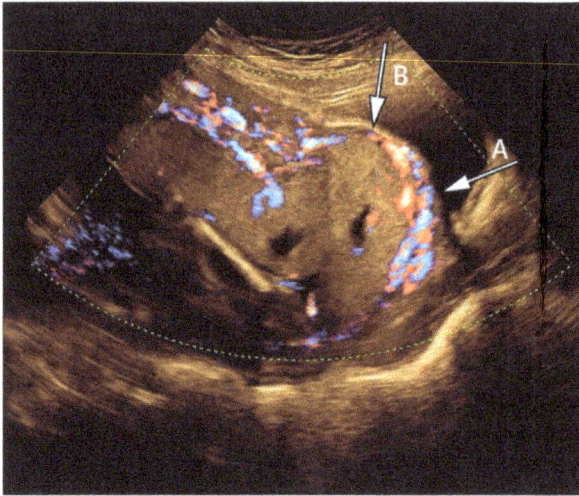

Abb. 6.19: Die Vaskularisation (Pfeil A) lässt kein Myometrium (Pfeil B) mehr erkennen, die Harnblase erscheint imprimiert.

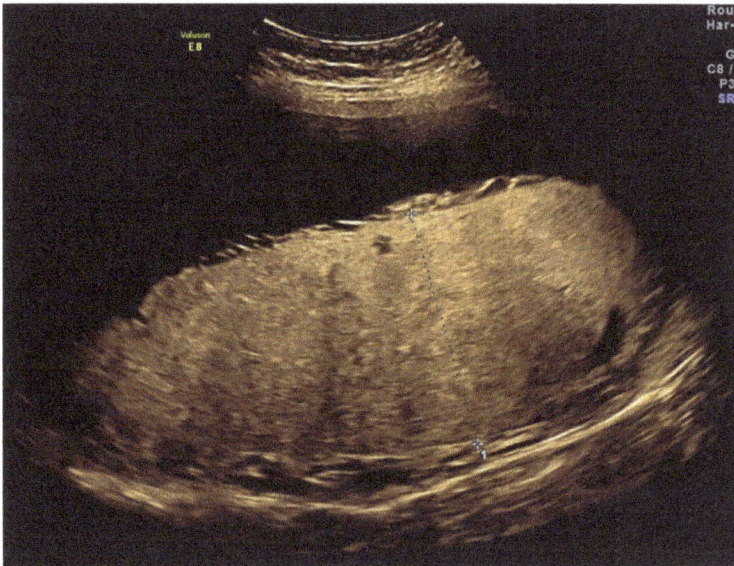

Abb. 6.20: Plazentomegalie mit einer Plazentadicke von 75 mm. Gestationsdiabetes ausgeschlossen, keine Triploidie, keine sonstige Chromosomenanomalie nachweisbar. Schwangerschaftsausgang: Frühgeburt wie fetaler Wachstumsretardierung < 3. Perzentile.

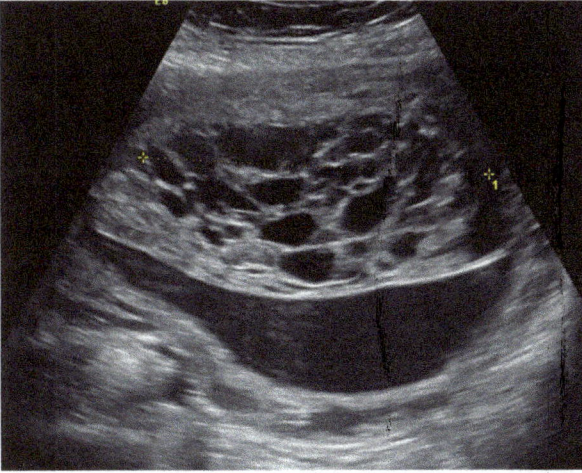

Abb. 6.21: Mesenchymale Plazentadysplasie (Pseudomole) im späten 2. Trimenon mit unterschiedlich großen zystisch umgebauten Arealen (bei einer Partialmole wären neben den zystischen auch
normale Plazentaareale zu erwarten). In diesen Fällen besteht ein erhöhtes Risiko für eine Präeklampsie; häufige Koinzidenz mit einem fetalen Beckwith-Wiedemann-Syndrom.

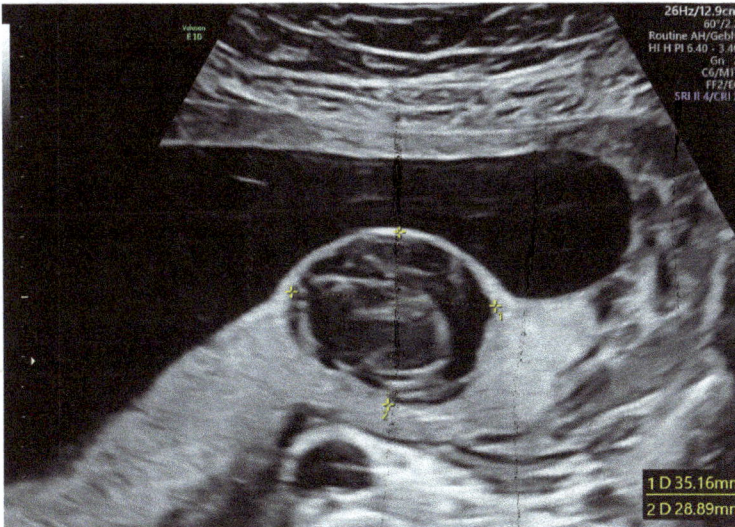

Abb. 6.22: Das Chorangiom ist der häufigste Plazentatumor, er ist benigne und histologisch in etwa
1 % aller Plazenten nachweisbar. Damit dürfte er auch der am häufigsten nicht erkannte oder mitunter auch übersehene Plazentatumor sein. Das Chorangiom liegt gehäuft nahe dem Nabelschnuransatz, ist unterschiedlich stark vaskularisiert und geht häufig mit einem Hydramnion einher.

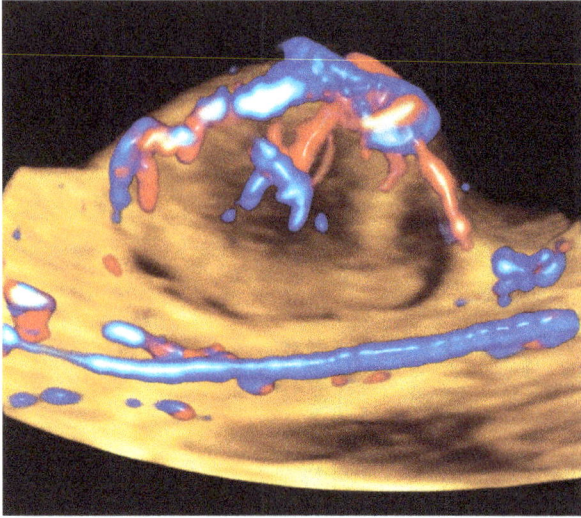

Abb. 6.23: *3D Glass Body Modus* eines Chorangioms. Der Fet ist meist unauffällig. Selten entwickelt sich ein fetaler Hydrops aufgrund der starken Vaskularisation im Tumor und der daraus resultierenden Volumenbelastung des fetalen Herzens. Regelmäßige US-Kontrollen zur frühzeitigen Erkennung eines *Hydrops fetalis* oder eines Hydranions sind sinnvoll. Die meisten Chorangiome haben keine pathophysiologische Relevanz.

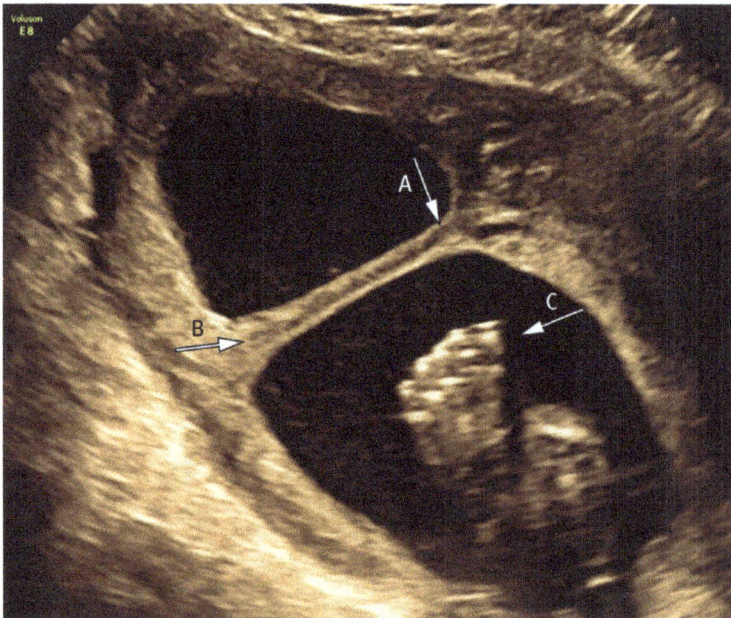

Abb. 6.24: Typische Synechie, (Pfeil A und Pfeil B: Ansatz an der Uteruswand) kein Amnionband; keine Gefährdung bezüglich Extremitäten-Abschnürungen etc.; Pfeil C: Zehen.

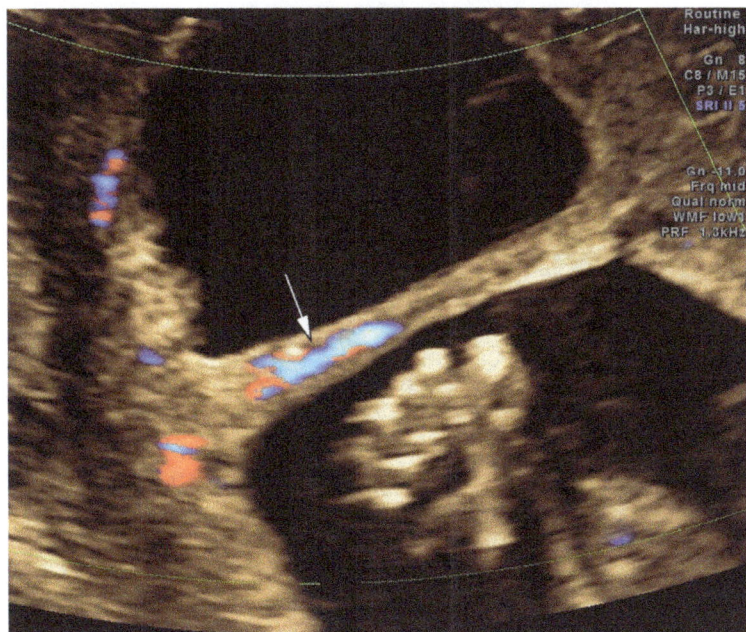

Abb. 6.25: In der Synechie lassen sich Gefäße nachweisen (Pfeil), in einem Amnionband nie.

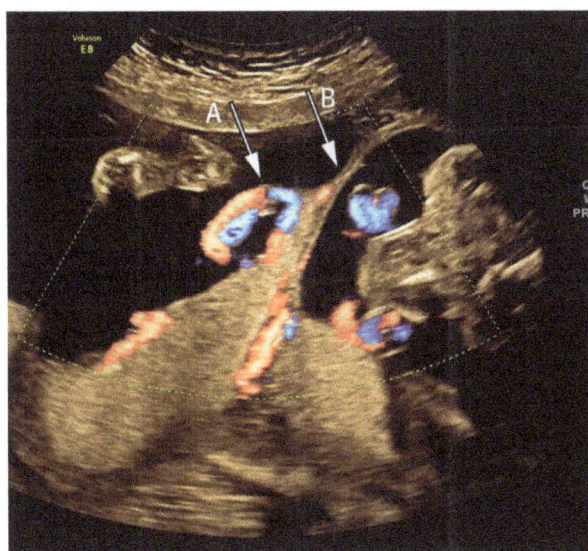

Abb. 6.26: Plazenta- und Nabelschnurinsertion (Pfeil A) auf der Synechie (Pfeil B). Möglicherweise erhöhtes Risiko für Plazentainsuffizienz. Im Zweifelsfall Dopplerkontrolle im III. Trimenon zu empfehlen.

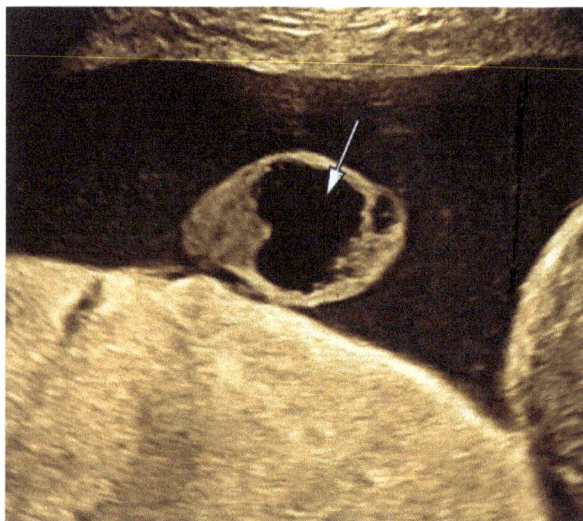

Abb. 6.27: Nabelschnurzyste oder Aneurysma (Pfeil)? Nabelschnurzysten sind bei isoliertem Auftreten in aller Regel ohne weitere Konsequenz und prognostisch günstig. Nabelgefäßaneurysmen
oder auch „umbilical vein varix" sind fokale Gefäßerweiterungen der Umbilikalvene oder selten
einer Umbilikalarterie, meist intraabdominal gelegen, selten aber auch in der freien Nabelschnur zu
finden.

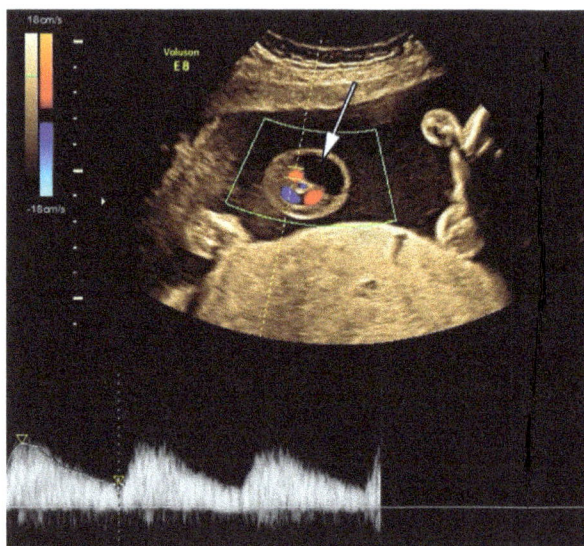

Abb. 6.28: Hier (s. auch Abb. 6.27) Nabelschnurzyste (Pfeil), kein Blutfluss im zystischen Areal,
normaler Nabelarterienwiderstand.

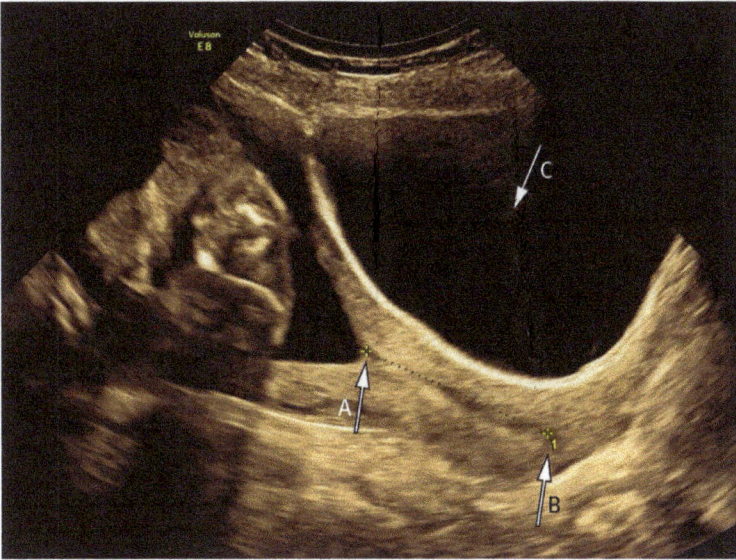

Abb. 6.29: Abhängigkeit der Zervixlängenmessung von der Harnblasenfüllung, statt 37 mm mehr als 50 mm bei voller Harnblase der Schwangeren. (Pfeil A: innerer Muttermund, Pfeil B: äußerer Muttermund, Pfeil C: Harnblase der Schwangeren).

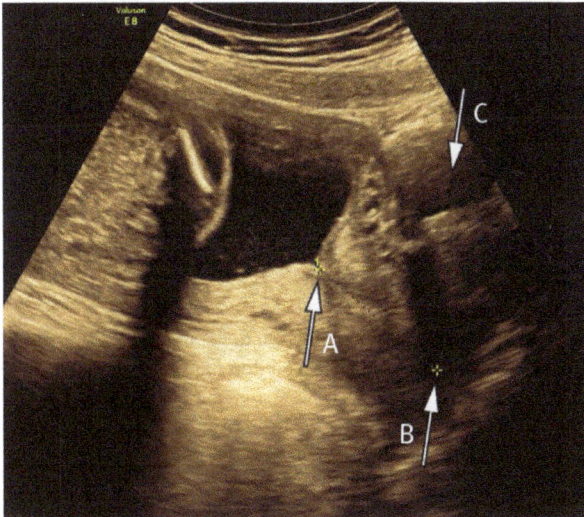

Abb. 6.30: Dieselbe Schwangere 5 Minuten später nach Entleerung der Harnblase: normale Zervixlänge mit 37 mm (Pfeil A: innerer Muttermund, Pfeil B: äußerer Muttermund, Pfeil C: entleerte Harnblase).

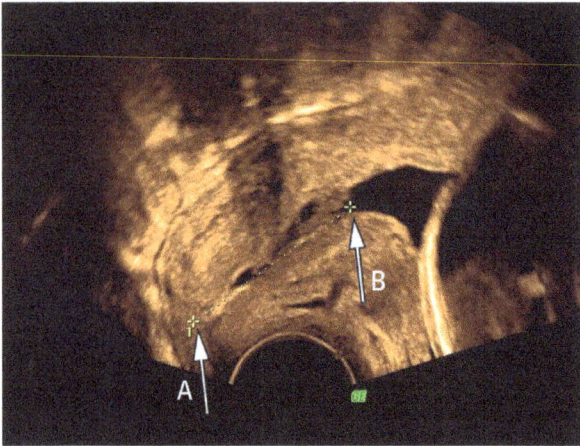

Abb. 6.31: Vaginalsonographische Zervixlängenmessung: scheinbar normaler Zervixbefund: Länge 36 mm (s. Abb. 6.32), Pfeil A: äußerer Muttermund, Pfeil B: innerer Muttermund.

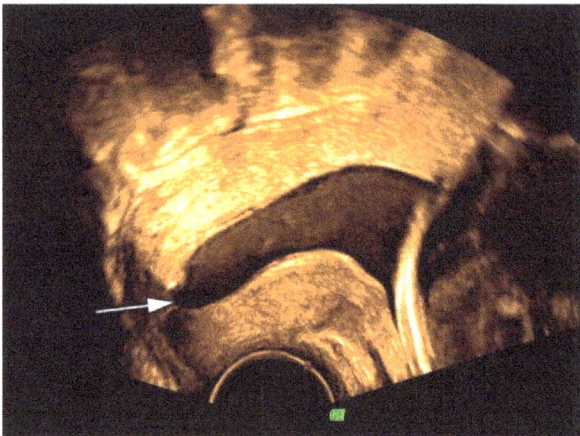

Abb. 6.32: Tatsächlich Fruchtblasenprolaps bis zum äußeren Muttermund, der in Abb. 6.31 durch die Kompression mit dem Schallkopf maskiert wurde, Pfeil: äußerer Muttermund.

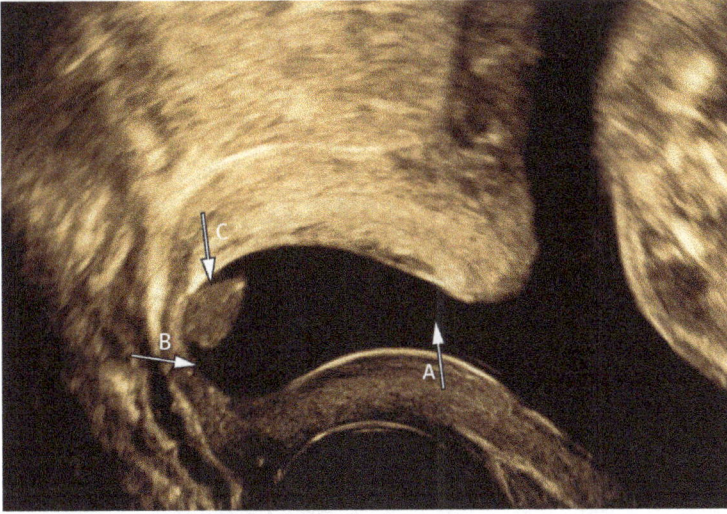

Abb. 6.33: Ausgeprägte Zervixinsuffizienz als Zufallsbefund beim Zweittrimester-Screening bei beschwerdefreier Patientin: Die Fruchtblase prolabiert durch die deutlich dilatierte Zervix (Pfeil A) bis zum äußeren Muttermund (Pfeil B). Das Sludge-Phänomen (Pfeil C) soll ein Hinweis auf eine bestehende oder sich entwickelnde Infektion sein. In diesem Fall aber erfolgreiche Prolongation der Schwangerschaft bis zur 38. SSW mittels vollständigem Muttermundverschluss unter antibiotischer Behandlung.

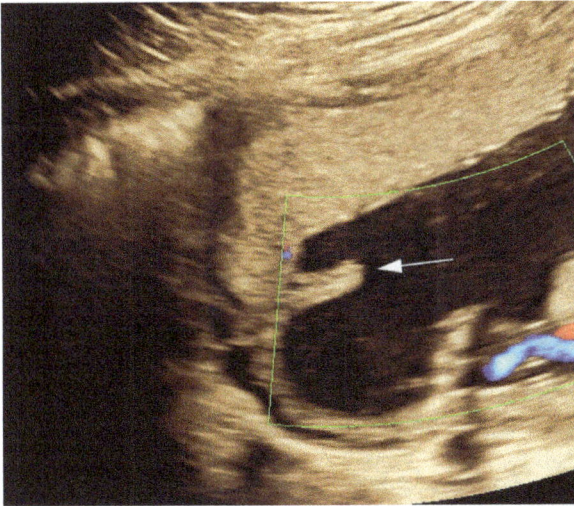

Abb. 6.34: *Placenta circumvallata* (*Placenta extrachorialis*): aufgeworfener Randwall (Pfeil) um die Plazenta herum. Die maternale Plazentafläche ist darum größer als die fetale Seite. Die prognostische Bedeutung ist umstritten. Beschrieben ist eine Assoziation zu Frühgeburtlichkeit und Wachstumsrestriktion. Möglicherweise hängt die Relevanz auch davon ab, welcher Anteil des Plazentarandes betroffen ist. Gelegentlich wird der Befund als Amnionstrang oder Synechie fehlgedeutet.

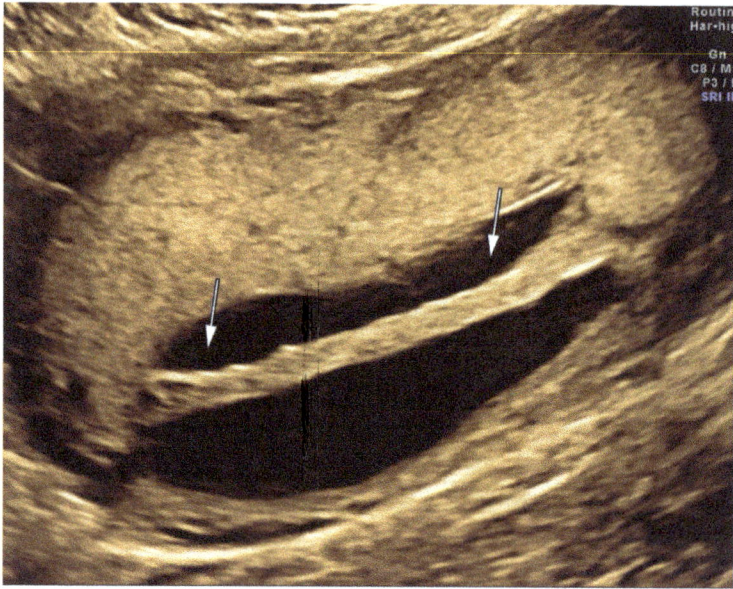

Abb. 6.35: *Placenta circumvallata* (derselbe Fall wie in Abb. 6.34): Längsschnitt durch den aufgeworfenen Randwall (Pfeile) der Plazenta. Keine Synechie!

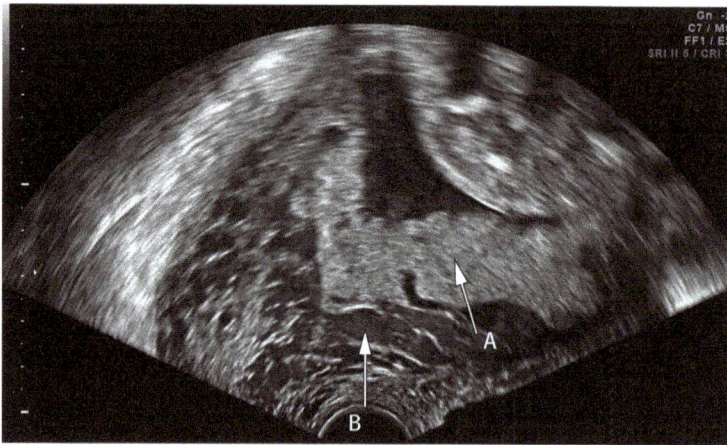

Abb. 6.36: AIP (*Abnormally Invasive Placenta*) als gestörte Plazentaimplantation. i. S. e. *Placenta accreta*, *increta* oder *percreta*. Die Kombination einer tiefsitzenden Vorderwandplazenta oder gar *Placenta praevia* (Pfeil A) bei Z. n. Kaiserschnitt und dem Nachweis zahlreicher Lakunen (Pfeil B) mit turbulentem *Flow* im Farbdoppler sind typische Risikofaktoren für das Vorliegen einer gestörten Plazentaimplantation. Die abdominale und vaginale Darstellung von Plazenta, Myometrium und Harnblasenwand wird dabei durch eine gefüllte Harnblase erleichtert.

7 Doppler

Dopplersonographie beim Zweittrimester-Screening bedeutet in erster Linie die Erfassung der gestörten Trophoblastinvasion durch die Erkennung des pathologischen uterinen Blutflusses.

Dazu wird der Gefäßwiderstand in der *Arteria uterina* rechts und links lateral am isthmozervikalen Übergang des Uterus oder etwas weiter distal im Gefäßverlauf erfasst. Diese Untersuchung ist im Allgemeinen gut durchführbar und lässt eine sofortige Einordnung des uterinen Blutflusses in die Kategorien normal/grenzwertig/pathologisch und hochpathologisch zu.

Die gestörte Trophoblastinvasion kann zu einer Präeklampsie, Plazentainsuffizienz mit fetaler Wachstumsretardierung, dadurch induzierter (iatrogener oder „natürlicher") Frühgeburtlichkeit, vorzeitiger Plazentalösung und intrauterinem Fruchttod führen. Dies betrifft in der Summe 3–5 % aller Schwangeren, ist also in der Schwangerenvorsorge hochgradig relevant (Lees, 2001). Einzug in die Leitlinien zum Zweittrimester-Screening hat die Dopplersonographie der *Arteriae uterinae* dennoch nicht gefunden, obwohl die Methode von Stuart Campbell (Campbell, 1983) bereits 1983 beschrieben und dringend empfohlen wurde (ISUOG, 2013; DGGG, 2012).

Inzwischen gibt es aber neben zahlreichen Studien, die den Nutzen der Dopplersonographie im *Low-risk*-Kollektiv nicht belegen konnten, Daten, die beweisen, dass der uterine Doppler zum Screening für ein erhöhtes Risiko für die gestörte Trophoblastinvasion einen Nutzen hat. Eine Metaanalyse zeigt, dass der uterine Doppler auch beim „Risikokollektiv" der Erstgebärenden von Nutzen ist (Kleinrouweler, 2013). Der uterine Doppler wird häufig routinemäßig beim Zweittrimester-Screening eingesetzt, da es bis vor kurzem keine andere Möglichkeit gab, die gestörte Trophoblastinvasion frühzeitig zu erkennen. Die Konsequenz liegt dann zumindest in einer intensivierten risikoadaptierten Schwangerenvorsorge, ob Aspirin oder Heparin bei pathologischem und hochpathologischem Doppler sinnvoll sind, ist zur Zeit nicht abschließend zu beantworten. Die geringe Spezifität des uterinen Dopplers im zweiten Trimenon lässt sich durch die Bestimmung von Angiogenesefaktoren (sFlt/PlGF; Stepan, 2007) bei pathologischem uterinem Doppler verbessern.

Neuerdings gibt es die Möglichkeit, das Risiko der gestörten Trophoblastinvasion beim Ersttrimester-Screening über den multimodalen Ansatz nach Nicolaides abzuschätzen (Akolekar 2011 und 2013). Dazu werden Anamnese, Body-Mass-Index, uteriner Doppler, Blutdruck der Schwangeren und ggfs. PAPP-A und evtl. PlGF berücksichtigt, um bei erhöhtem Risiko vor der 17. SSW mit *Low-dose*-Aspirin (100 mg) eventuell eine Therapie der gestörten Trophoblastinvasion, zumindest aber eine effektive Prophylaxe der sekundären obengenannten Komplikationen zu erreichen (Roberge, 2013).

Die Messung des uterinen Dopplers ist aber nicht unproblematisch, weil z. B. die Seitenwandplazenta über einen erhöhten Widerstand mit *Notch* kontralateral häufig zur Verunsicherung führt. Es sollten also immer beide uterinen Arterien gemessen

https://doi.org/10.1515/9783110650594-007

werden und der Mittelwert des Pulsatilitäts-Index oder *Resistance*-Index verwertet werden. In den meisten Studien wird nur ein beidseitiger *Notch* als pathologisch gewertet, während ein einseitiger *Notch* als Normalbefund gilt.

Abhängig vom Messpunkt im Verlauf der *Arteria uterina* fällt der Gefäßwiderstand von proximal (zervixnah) nach distal (ventral der Überkreuzung mit der *Arteria iliaca externa*) ab. Daraus folgt, dass der Messpunkt im Verlauf der *Arteria uterina* einen Einfluss auf das Ergebnis hat (Entezami, 2009). Leider erfolgte in zahlreichen wissenschaftlichen Untersuchungen zu diesem Thema keine detaillierte Beschreibung des verwendeten Messpunktes. Die Folge sind sehr unterschiedliche Normkurven für den Widerstand in der *Arteria uterina* im Schwangerschaftsverlauf. Die 2008 veröffentlichten Kurven von Gomez (Gomez, 2008) sind für die Routinediagnostik anwendbar. Sie wurden angeblich erstellt, indem der uterine Widerstand im Verlauf der *Arteria uterina* relativ weit distal nach der Überkreuzung der *Arteria iliaca* externa gemessen wurde. Die Perzentilen der Normkurve von Gomez lassen im Vergleich zu den eigenen Normwerten (nicht publiziert) Zweifel an dieser Angabe in der Publikation von Gomez aufkommen, weil unser Messpunkt deutlich weiter proximal am aufsteigenden Ast der vor *Arteria uterina* der Überkreuzung mit der *Arteria iliaca externa* liegt und unsere Werte dennoch im Schnitt niedriger als die von Gomez liegen. Wenn wir Messwerte im Bereich der achtziger Perzentile nach Gomez erheben, ist in unserem Kollektiv damit bereits die fünfundneunziger Perzentile überschritten.

Im ersten Trimenon sollte der uterine Widerstand grundsätzlich parazervikal am aufsteigenden Ast der *Arteria uterina* gemessen werden (*Fetal Medicine Foundation*, 2014).

Die Messung fetaler Gefäße wie der Nabelarterie ist für die vertragsärztliche Abrechnungsfähigkeit der Leistung Voraussetzung. Medizinisch ist sie im Zweittrimester-Screening aber nur dann von Bedeutung, wenn sich eine Plazentainsuffizienz mit Wachstumsretardierung und Oligohydramnie findet. Dann werden in üblicher Weise Nabelarterie, *Arteria cerebri media* und *Ductus venosus* beurteilt. Die Messung der Widerstände in der *Aorta fetalis* ist winkelabhängig häufig schwierig und nach unserer Meinung praktisch bedeutungslos.

Die Geschwindigkeitsmessung in der *Arteria cerebri media* ist bei fetalen Infektionen mit möglicher fetaler Anämie (Parvo-B-19) bzw. der Rhesuskonstellation und anderen Situationen mit möglicher fetaler Anämie relevant (z. B. V. a. fetomaternale Transfusion bei silentem CTG präpartal), um gegebenenfalls die Indikation zur invasiven Anämiediagnostik durch Nabelvenenpunktion stellen zu können bzw. beim *Hydrops fetalis* die Ursache zu klären. Für eine korrekte Messung sollte berücksichtigt werden, dass der Einfallswinkel nicht mehr als 30° vom Gefäßverlauf abweicht, am besten nahe Null Grad liegen sollte und eine manuelle Winkelkorrektur erfolgen muss.

Tab. 7.1: Anforderungen an das Zweittrimester-Screening.

Erweiterter Basis-US	DEGUM I	DEGUM II	ISUOG
nichts	nichts	nichts	Die Anwendung der Doppler-Sonographie als Bestandteil des routinemäßigen US-Screenings in einer unselektierten Population wird gegenwärtig noch nicht empfohlen, da es keine ausreichende Evidenz gibt.

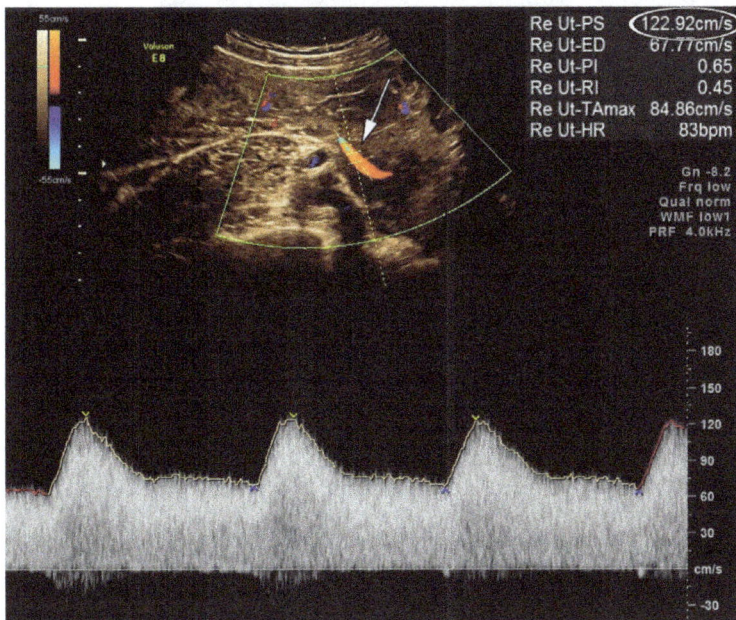

Abb. 7.1: Blutflusskurve der *Arteria uterina*: Messung am aufsteigenden Ast der *Arteria uterina* (Pfeil) lateral der Zervix bzw. des isthmozervikalen Übergangs. Ab dem zweiten Trimenon kann die *Arteria iliaca* externa als Orientierung herangezogen und proximal (unten) oder distal der Überkreuzung (oben) gemessen werden. Je weiter distal gemessen wird, desto geringer ist der Gefäßwiderstand und damit der Pulsatilitäts-Index oder Resistenz-Index. Um die Messung von kleinen Nebenästen der *Arteria uterina* zu vermeiden, sollte darauf geachtet werden, dass die maximale systolische Blutflussgeschwindigkeit 60 cm/s (hier 122 cm/s) oder mehr beträgt. Um das beurteilen zu können, ist die Winkelkorrektur sinnvoll.

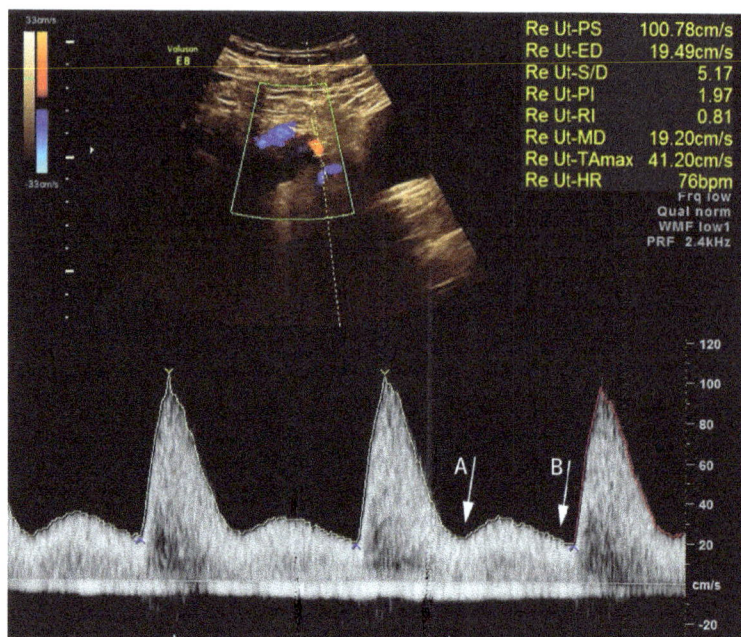

Abb. 7.2: Blutflusskurve der *Arteria uterina* mit hohem Gefäßwiderstand (PI 1,97) und postsysto-
lischer Inzisur (*Notching*, Pfeil A). Enddiastolischer Fluss, Pfeil B: manche Studien bewerten ein
Notching erst dann als relevant, wenn die postsystolische Inzisur tiefer reicht (eine geringere Flussgeschwindigkeit hat) als der enddiastolische Blutfluss. Die Quantifizierung des *Notches* ist durch
Messung des *Notch*-Index möglich, bei dem analog zum Resistenz-Index diastolische maximale
Flussgeschwindigkeit und die Blutflussgeschwindigkeit im Nadir des *Notches* in Beziehung gesetzt
werden (Sato, 1995; Ohkuchi, 2000; Becker, 2002).

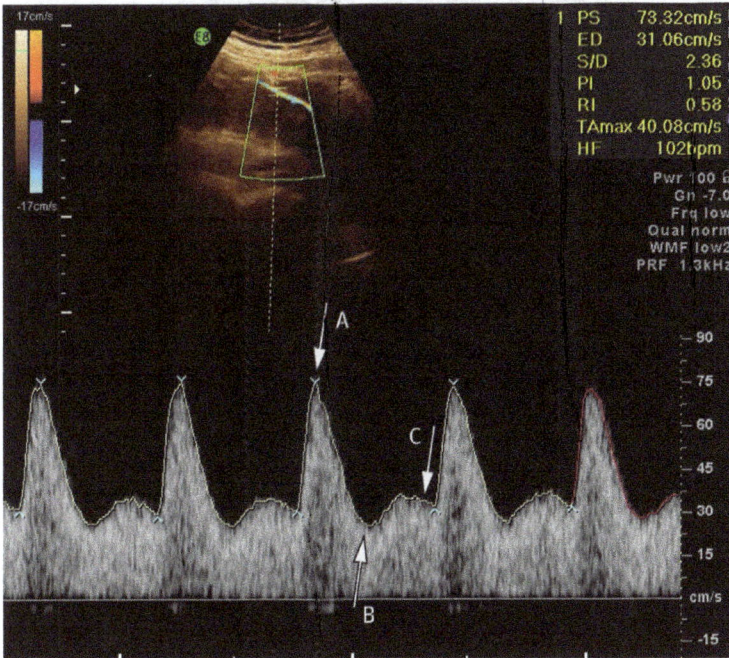

Abb. 7.3: Der Nachweis eines *Notches* ist nicht automatisch mit einem erhöhten Widerstand verbunden. In dieser Abbildung *Notch* mit unauffälligen Widerstandsindizes (PI 1,05). **Pfeil A**: systolische maximale Flussgeschwindigkeit, **Pfeil B**: Nadir des *Notches*, **Pfeil C**: enddiastolische Blutflussgeschwindigkeit.

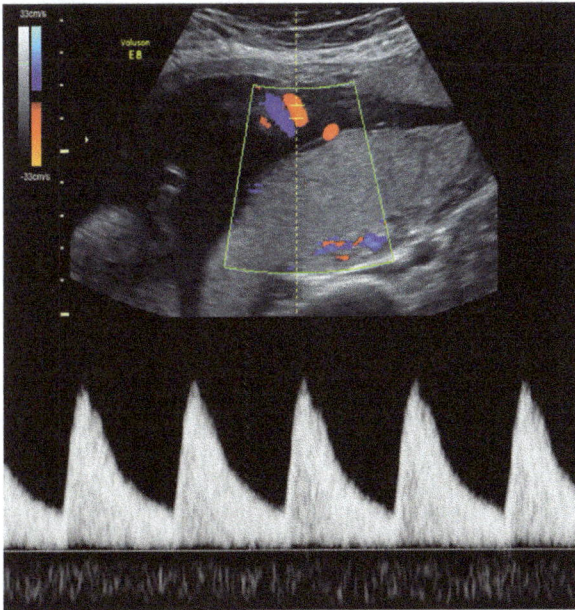

Abb. 7.4: Blutflusskurve der *Arteria umbilicalis*: normales „sägezahnartiges" Blutflussmuster in der *Arteria umbilicalis* im 2. Trimenon.

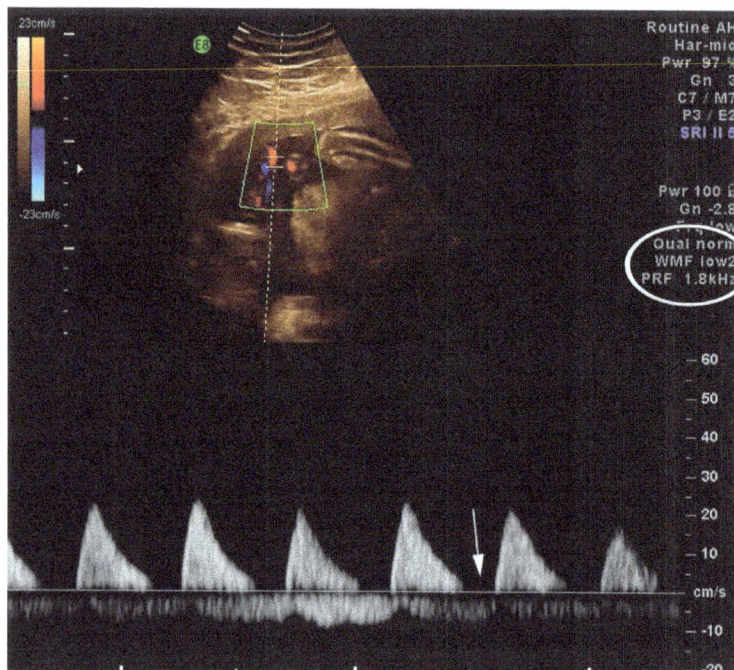

Abb. 7.5: Blutfluss in der *A. umbilicalis* mit diastolischem Nullfluss (*Zero-Flow*, Pfeil). Hinweis auf einen erhöhten Gefäßwiderstand im fetalen chorialen Gefäßsystem mit fetaler Minderversorgung. Wichtig ist es, darauf zu achten, dass der Wandfilter niedrig eingestellt ist (Kreis), da ansonsten ein *Zero-Flow* als Artefakt dargestellt werden kann. In diesen Fällen muss zur Abklärung einer möglichen fetalen Zentralisation der Widerstand in der *Arteria cerebri media* gemessen werden, der dann typischerweise niedrig wäre (siehe Abb. 7.6).

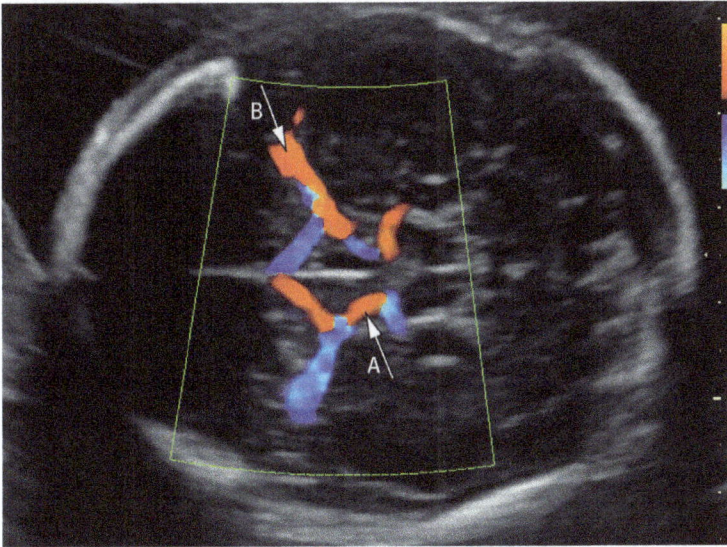

Abb. 7.6: Darstellung des *Circulus vilisii* (Pfeil A) mit der beidseits nach lateral ziehenden *Aa. cerebri media* (Pfeil B). Hier erfolgt in möglichst vertikaler Einfallsrichtung (max. 30° Abweichung zum Gefäßverlauf) die Messung des Widerstandes (Zentralisation?) und bei Bedarf die Messung der Blutflussgeschwindigkeit (fetale Anämie?), siehe Abb. 7.8. Die systolische Maximalgeschwindigkeit korreliert mit dem fetalen Hämoglobin-Wert und gibt Aufschluss über das Vorliegen einer fetalen Anämie, z. B. in Fällen mit einer fetalen Parvovirus-B19Infektion.

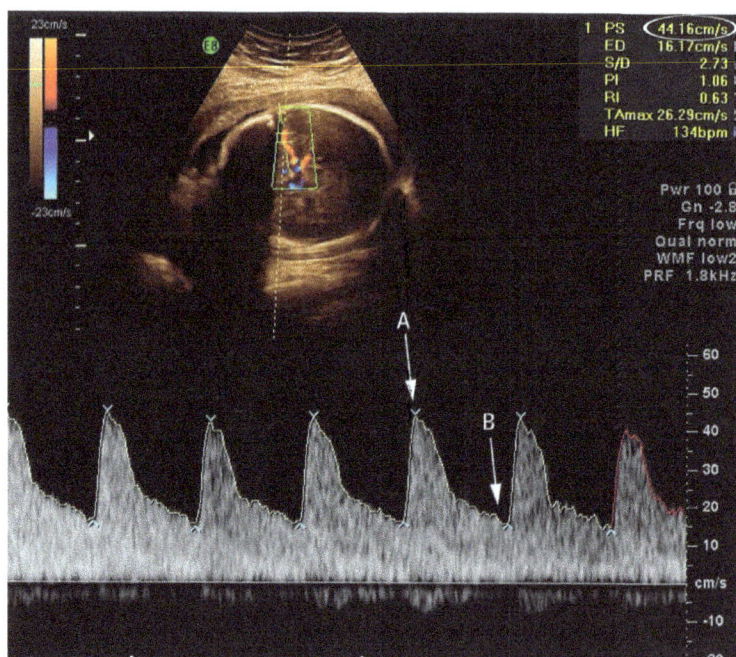

Abb. 7.7: Derselbe Fet wie in Abb. 7.5, Messung des Widerstandes in der *Arteria cerebri media*: niedriger Widerstand, in Zusammenhang mit einem erhöhten Widerstand in der Nabelarterie, hier mit dem *Zero-Flow* in der *A. umbilicalis* hinweisend auf eine fetale Zentralisation. Der Widerstand in der *Arteria cerebri media* kann auch aus anderen Gründen (z. B. fetale Aktivität, „Termineffekt" prä-partal) niedrig sein. Pfeil A: Systolisches Maximum der Blutflussgeschwindigkeit; Pfeil B: Enddiasto-lischer Blutfluss.

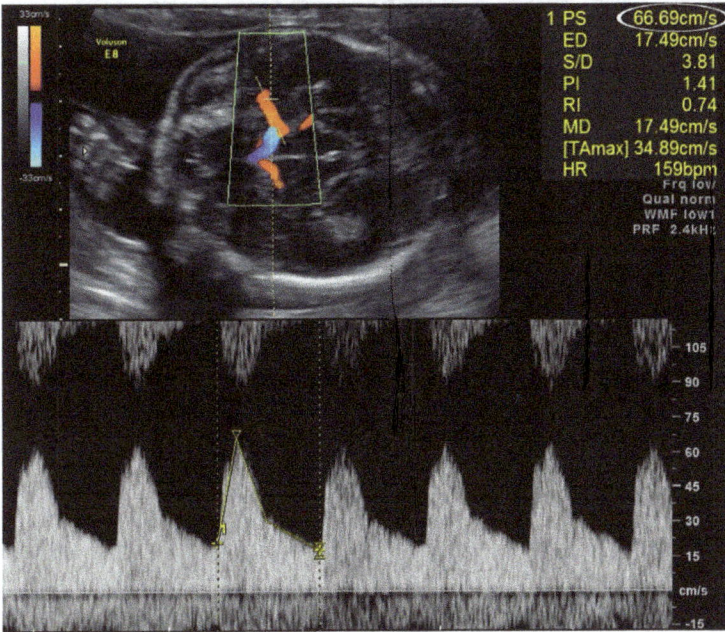

Abb. 7.8: Messung der Flussgeschwindigkeit in der *Arteria cerebri media*: erhöhte Flussgeschwindigkeit mit 66 cm/s (Normkurve abhängig von der SSW) bei fetaler Parvovirus-B19-Infektion mit fetaler Anämie. Der Anämiegrad korreliert dabei mit der erhöhten Flussgeschwindigkeit in der *A. cerebri media*. Zur korrekten Messung muss auf die entsprechende Winkelkorrektur zum Gefäßverlauf geachtet werden. Dieser sollte nicht größer als 30° sein.

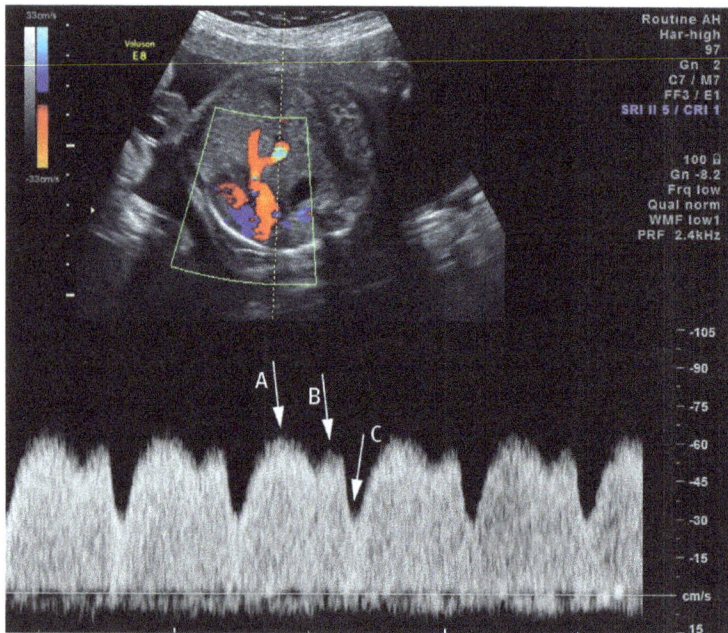

Abb. 7.9: Darstellung des *Ductus venosus*, hier Messung im Querschnitt, der *Ductus venosus* ist gut zu erkennen am turbulenten Blutfluss mit hoher Geschwindigkeit im Messvolumen: normale Blut-flusskurve im *Ductus venosus* mit charakteristischer S-Welle (Pfeil A: Systole), D-Welle (Pfeil B: frühe Diastole) und positiver A-Welle (Pfeil C: atriale Kontraktion). Im Ersttrimester-Screening sollte der *Ductus venosus* im Längsschnitt gemessen werden, um den Einfallswinkel des Ultraschalls auf den Gefäßverlauf beurteilen zu können.

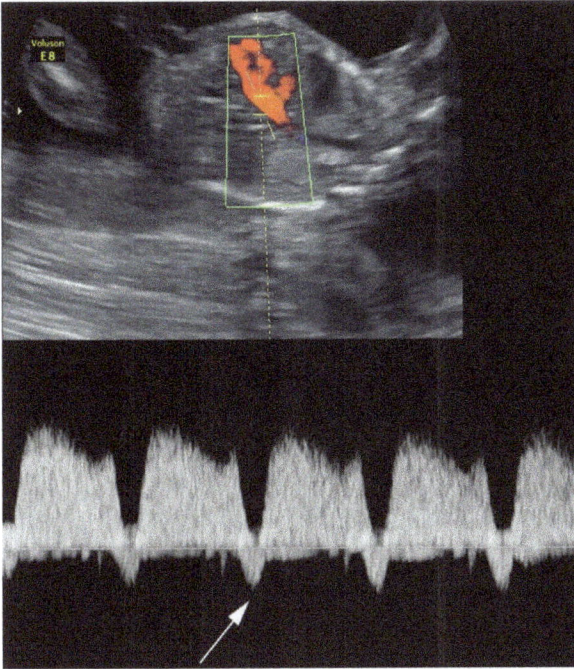

Abb. 7.10: Pathologischer Blutfluss im *Ductus venosus*, erkennbar an der negativen A-Welle, häufig als Zeichen einer zunehmenden kardialen Belastung (z. B. beim Zwillings-Transfusions-Syndrom mit Volumenbelastung beim Akzeptor), kardialen Fehlbildungen oder ausgeprägter Mangelversorgung in Fällen einer fortgeschrittenen schweren Plazentainsuffizienz; Pfeil: negative A-Welle (*Reverse-Flow*).

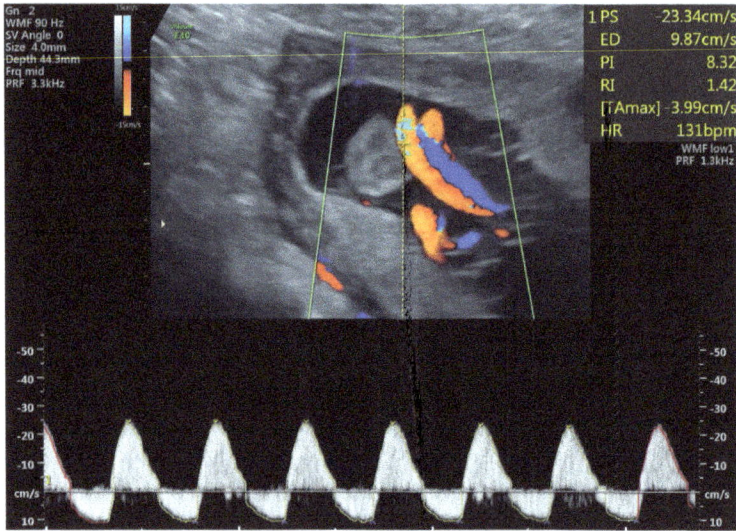

Abb. 7.11: Dopplersonographie der *A. umbilicalis* mit diastolischem Rückfluss als rein visuelle Beschreibung. Der sogenannte „ARED Flow" (*absent or reverse end diastolic flow*) ist mit einer erhöhten perinatalen Mortalität verbunden und bedarf weiterer Abklärung: sonographische Gewichtsschätzung, Einschätzung der Fruchtwassermenge, CTG-Beurteilung, fetale Bewegungsmuster, Dopplersonographie weiterer arterieller (*A. cerebri media*, siehe Abb. 7.12) und venöser Gefäße (*Ductus venosus*, siehe Abb. 7.13 und *Vena umbilicalis*).

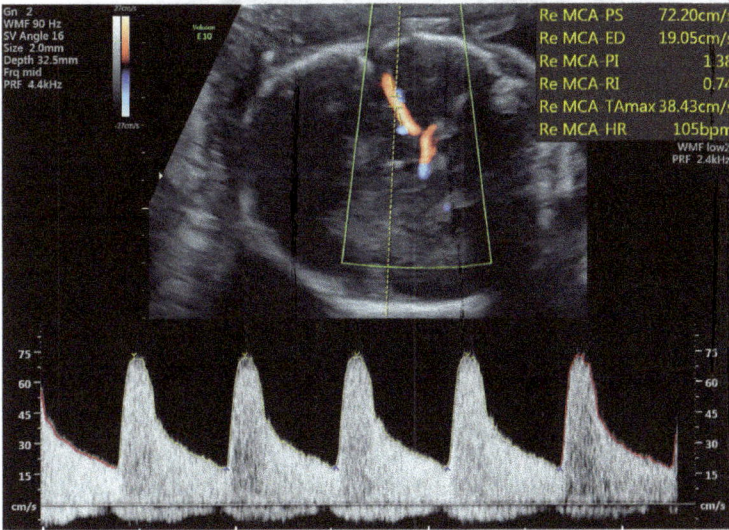

Abb. 7.12: Derselbe Fet und die gleiche Untersuchung wie in vorangegangener Abbildung. Farbdopplersonographie der *A. cerebri media* mit Nachweis eines erniedrigten Blutflusswiderstandes als
Zeichen der Blutumverteilung insbesondere zum Gehirn bei Sauerstoffmangel. Dieses Phänomen
wird als *„brain sparing effect"* bezeichnet und steht für die Anpassung des Feten an eine verschlech-
terte Versorgung. Die zusätzliche Beurteilung des *Ductus venosus* (siehe nachfolgende Abbildung)
zusammen mit dem (Oxford) CTG im Rahmen einer engmaschigen Überwachung, ermöglicht es, den
Zeitpunkt der drohenden Dekompensation besser einzugrenzen.

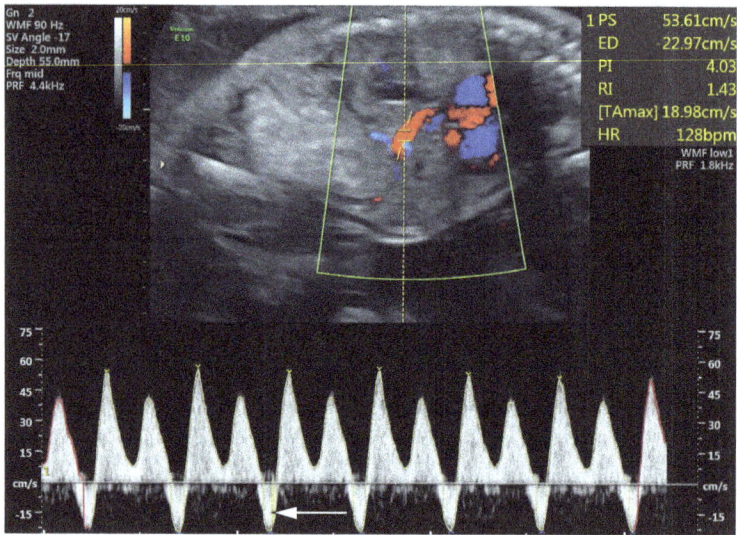

Abb. 7.13: Pathologisches Flussmuster im *Ductus venosus* mit hoher Pulsatilität und negativer A-Welle (Pfeil). Der *Ductus venosus* gilt bei der Überwachung von Risikoschwangerschaften insbesondere wachstumsretardierter Feten neben anderen fetalen arteriellen Gefäßen (siehe vorangegangene Abbildungen) als wesentliches Gefäß, um den optimalen Zeitpunkt der Entbindung einzuschätzen.

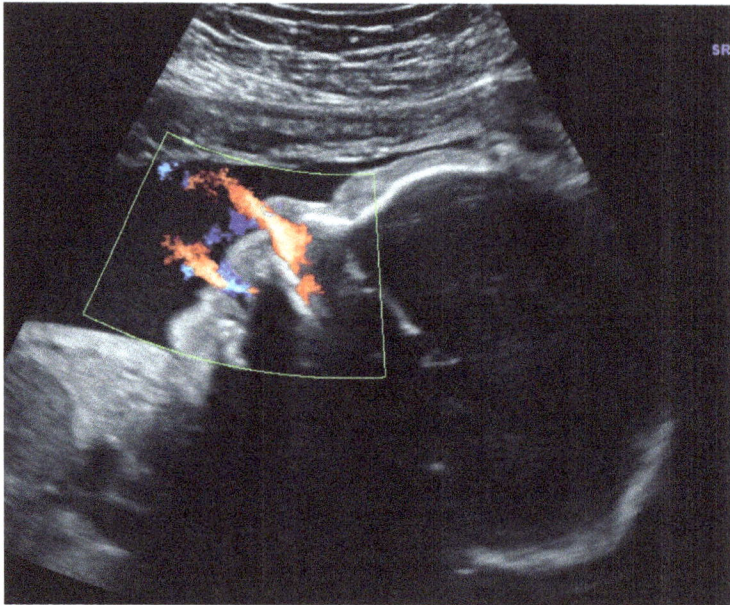

Abb. 7.14: Nachweis fetaler „Atmung" über den im Farbdoppler sichtbaren Fluss des Fruchtwassers aus dem Nasen- und Rachenraum.

8 Mehrlinge

Nach den Mutterschaftsrichtlinien soll die Amnialität und Chorialität der Mehrlinge bereits im ersten Trimenon dokumentiert werden, weil das zu diesem Zeitpunkt erheblich sicherer gelingt als im zweiten Trimenon. Eine Monochorialität geht dabei sicher mit Eineiigkeit der Zwillinge einher, in 99 % der Fälle finden sich dann zwei Amnionhöhlen. Dichorialität bedeutet immer, dass zwei Amnionhöhlen vorliegen, heißt aber nicht mit Sicherheit, dass zweieiige Zwillinge vorliegen, da sich auch eineiige Zwillinge in einem Drittel der Fälle dichorial entwickeln. Eineiigkeit lässt sich pränatal durch Monochorialität beweisen, während sich Zweieiigkeit nur durch eine Geschlechtsdiskrepanz der Zwillinge (nahezu) beweisen lässt (es gibt sehr selten Geschlechtsdiskrepanzen bei eineiigen Zwillingen aufgrund frühembryonaler Verluste eines Geschlechtschromosoms). Gleichgeschlechtlich dichorialdiamniote Zwillinge sind in 20 % der Fälle eineiig, wobei nach Kinderwunschbehandlung vermehrt dizygote, nach ICSI aber auch gehäuft monozygote Gemini zu erwarten sind. (Drillingsschwangerschaft nach Transfer von nur zwei Blastozysten möglich.)

Die Bedeutung der Diagnose der Chorialität liegt darin, dass praktisch nur monochoriale Mehrlinge in ca. 10–15 % der Fälle vom FFTS (fetofetales Transfusionssyndrom) und in ca. 1 % der Fälle von einer TRAP-Sequenz (TRAP, *twin reversed arterial perfusion*) betroffen sind. Zur frühzeitigen Erkennung eines FFTS sollten deshalb bei Monochorialität ab Ende des ersten Trimenons vierzehntägliche sonographische Verlaufskontrollen mit Beurteilung der Fruchtwassermengen und der Beachtung von Hinweiszeichen auf ein fetofetales Transfusionssyndrom erfolgen (Unterschiede in der Magen- und Harnblasenfüllung, eventuell Doppler), um gegebenenfalls rechtzeitig eine Lasertherapie zu ermöglichen (Hagen, 2008).

Gewichtsdiskrepanzen von über 20 % und Unterschiede in den Fruchtwassermengen können aber auch bei eineiigen Zwillingen auf eine umschriebene Plazentainsuffizienz hindeuten. Hierbei ist der zur Verfügung stehende Anteil an der Gesamtplazenta für einen Zwilling eher (zu) klein.

Eine weitere, aber eher seltene Komplikation bei eineiigen monochorialen Zwillingen sind Hämoglobin-wirksame Verteilungsstörungen, die als sogenannte TAP-Sequenz beschrieben wird – Twin-Anämie-Polyzythämie-Sequenz. Bei dieser, häufig nur im Doppler erkennbaren, Konstellation treten signifikante Unterschiede in der Flussgeschwindigkeit der *A. cerebri media* mit Flussbeschleunigung beim anämischen Feten und Flussverminderung beim polyzythämischen Feten auf.

https://doi.org/10.1515/9783110650594-008

Tab. 8.1: Anforderungen an das Zweittrimester-Screening.

Erweiterter Basis-US	DEGUM I	DEGUM II	ISUOG
– Bestimmung der Chorionizität, sofern nicht schon im 1. Trimenon bestimmt	– Bestimmung der Chorionizität und Amnionizität (sofern zu diesem Zeitpunkt noch erkennbar und sofern nicht bereits im ersten Trimenon erfolgt), Erkennen von Frühzeichen eines fetofetalen Transfusions-Syndroms)	– Chorionizität, Amnionizität (sofern zu diesem Zeitpunkt noch erkennbar)	folgende Parameter sollten Berücksichtigung finden: – Nabelschnuransätze – erhöhtes Risiko für *Insertio velamentosa* und *Vasa praevia* ist zu beachten – Beschreibung von Unterscheidungsmerkmalen, wie Geschlecht und Lage im Uterus – Bestimmung der Chorionizität, wenn nicht optimaler Weise im 1. Trimenon schon geschehen (*Lambda-Sign, T-Sign*)

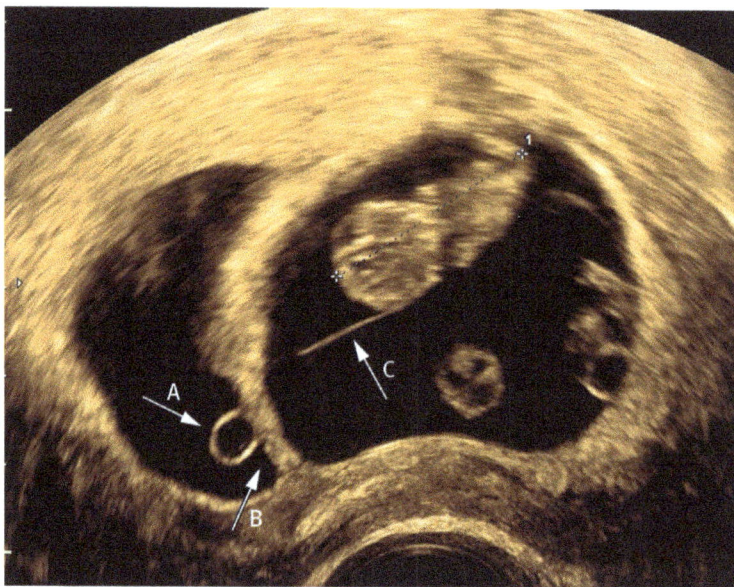

Abb. 8.1: Dichorial-triamniote Drillinge im 1. Trimenon: Der Dottersack (Pfeil A) des Drillings mit der eigenen Plazenta, zu der monochoriaten dicken Trennwand (Pfeil B) bestehend aus Chorion und Amnion, zwischen den Monochoriaten nur dünne Trennwand bestehend aus zwei Amnien (Pfeil C). Blickdiagnose im ersten Trimenon. Ein solches Bild im Mutterpass erspart in der späteren Schwangerschaft manche Unsicherheit. Aufgrund der Atrophie des *Chorion frondosum* gleicht sich die Dicke der Trennwand bei mono- und dichorialen Gemini im Verlauf der Schwangerschaft zu Beginn des zweiten Trimenons aneinander an.

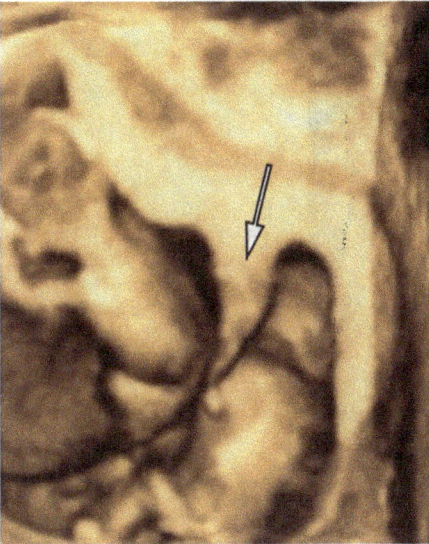

Abb. 8.2: Dreidimensionale Darstellung dichorial-diamnioter Gemini mit 14 SSW: *Lambda-Sign* (Pfeil) als breitbasiger Ansatz der Trennwand auf der in diesem Fall fusionierten Zwillingsplazenta (keine Monochorialität!).

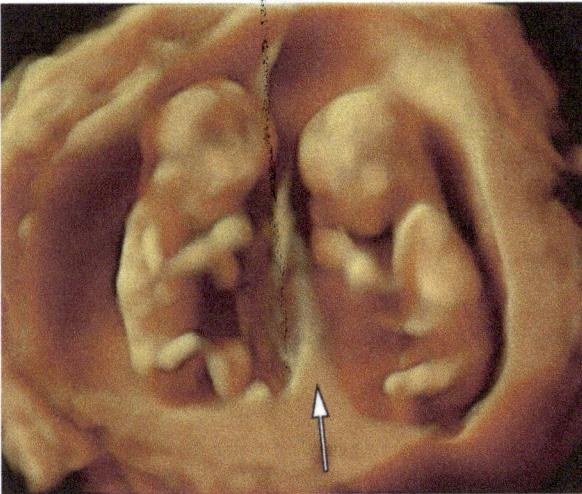

Abb. 8.3: *Lambda-Sign* (Pfeil) dichorial-diamniote Gemini im *3D HD Surface Modus* mit 13 SSW.

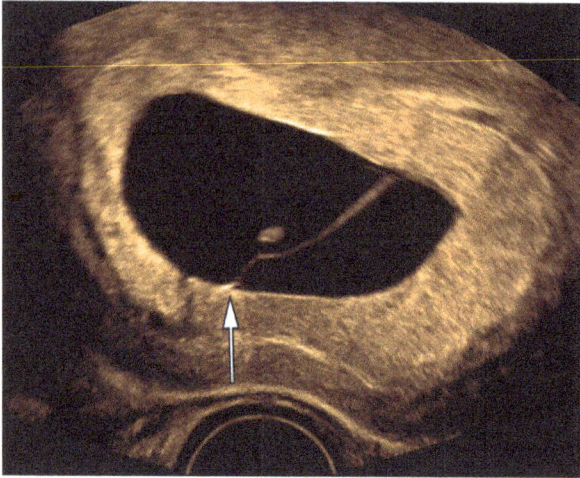

Abb. 8.4: Monochorial-diamniote Zwillinge mit 11 **SSW**, dünne Trennwand aus zwei Amnien. *T-Sign* mit nahezu rechtwinkligem Abgang dieser dünnen Trennwand von der Plazenta.

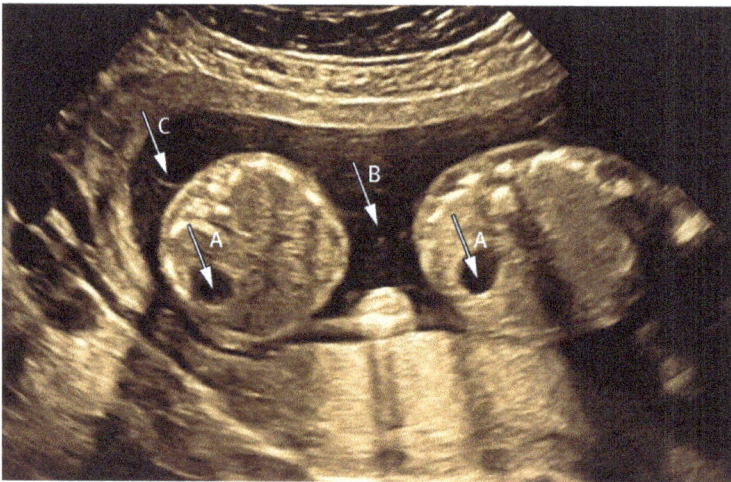

Abb. 8.5: Monochorial-diamniote Gemini, beide mit normal gefülltem Magen (Pfeile A), die Trennwand ist kaum sichtbar (Pfeil B), die Diagnose monochorial-monoamniot ist aber meistens eine Fehldiagnose: genau suchen und auf Trennwandaufsicht im rechten Winkel achten (Pfeil C).

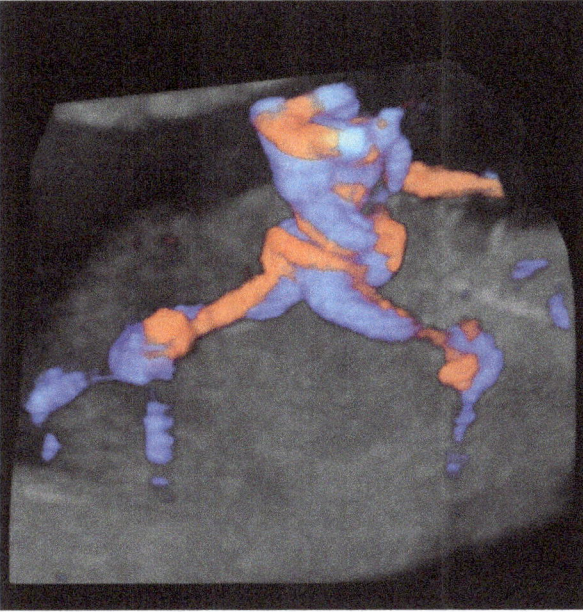

Abb. 8.6: Monochorial-monoamniote Mehrlinge mit deutlich sichtbarem Abgang der Nabelschnur von einer Plazenta und deren gemeinsame Verdrehung ineinander im *3D Glass Body Mode*. Nabelschnurknoten sind bei monoamnioten Gemini die Regel und nicht die Ausnahme.

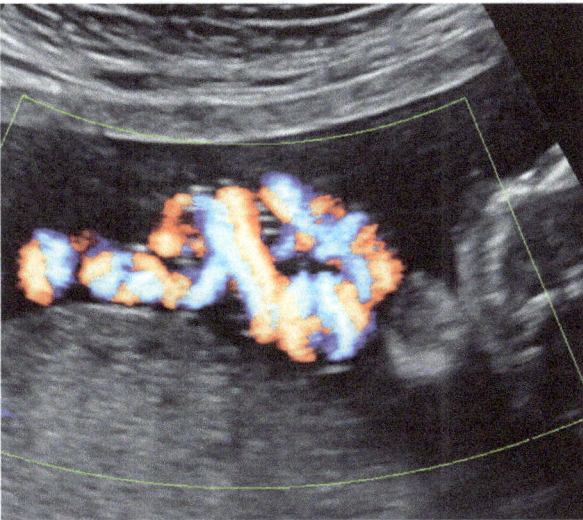

Abb. 8.7: Darstellung der sehr engen Beziehung der beiden Nabelschnüre bei einer monochorial-monoamnioten Geminigravidität.

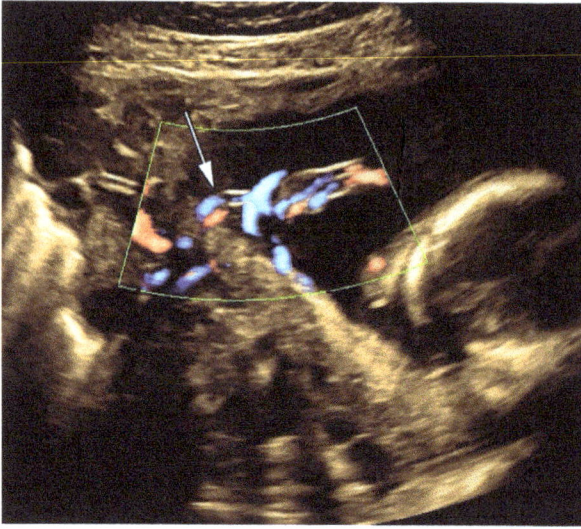

Abb. 8.8: *Insertio velamentosa* (Pfeil), trotz widersprüchlicher Literatur wohl doch erhöhtes Risiko für ein fetofetales Transfusionssyndrom und intrauterine Wachstumsretardierung, wenn bei monochorialen Gemini nachgewiesen. Grundsätzlich sollte insbesondere bei Mehrlingen auf *die Insertio velamentosa* geachtet werden.

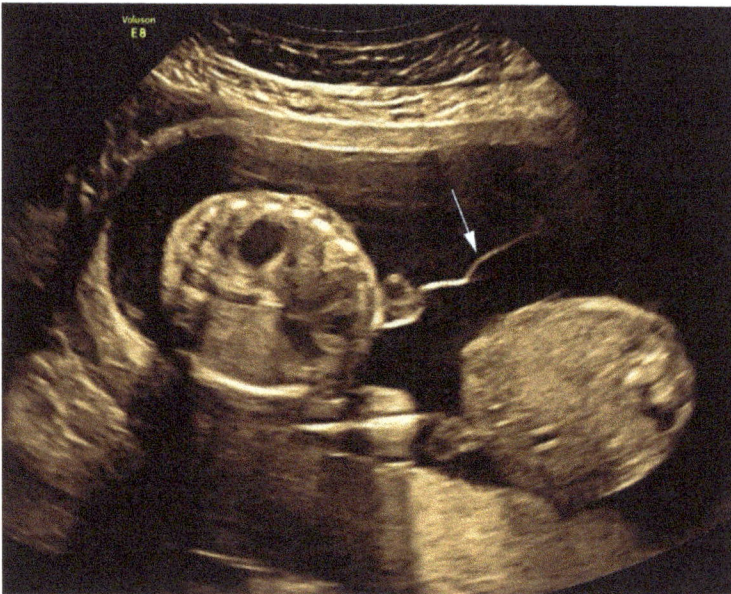

Abb. 8.9: Lockere Trennwand (Pfeil) zwischen monochorialen Gemini: hier aktuell sicher kein relevantes fetofetales Transfusionssyndrom. Auf beiden Seiten der Trennwand sind ausreichend große Fruchtwasserdepots sichtbar, es liegt aber auch kein relevantes Hydramnion vor. Damit ist zumindest ein schweres fetofetales Transfusionssyndrom mit Anhydramnie beim Donor und Polyhydramnion beim Akzeptor auf den ersten Blick ausgeschlossen.

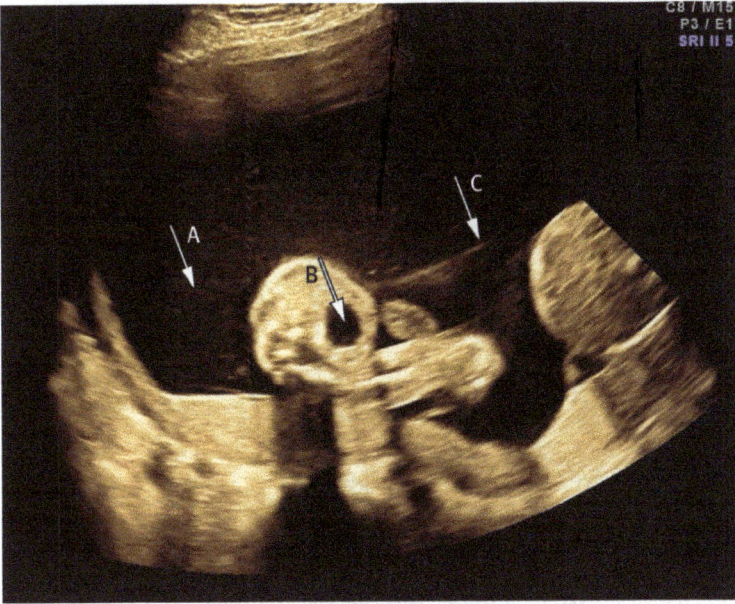

Abb. 8.10: Fetofetales Transfusionssyndrom: Hydramnion (Pfeil A) und *stuck twin*, die Trennwand ist bei monochorialen Gemini nicht mehr sichtbar, weil sie dem *stuck twin* wie eine zweite Haut anliegt. Akutes fetofetales Transfusionssyndrom, Hydramnion und stark gefüllte Harnblase (Pfeil B) beim Akzeptor. Der Pfeil C zeigt nicht auf die Trennwand, sondern auf ein Bogenartefakt, dass sich bei Hydramnion gehäuft findet. Der Schweregrad des fetofetalen Transfusionssyndroms wird nach Quintero eingeteilt, die Dopplersonographie ist zur Beurteilung erforderlich.

Quintero Stadien (Quintero 1999):
- **Stadium I**: Hydramnion des Empfängers, Oligohydramnie beim Spender, Urin in der Harnblase des Spenders noch nachweisbar
- **Stadium II:** wie I, aber Harnblase beim Spender nicht mehr gefüllt darstellbar
- **Stadium III:** Polyhydramnion und Oligohydramnion sowie kritische Doppler-Werte (entweder fehlender oder „Reverse Flow" der *A. umbilicalis*, „Reverse Flow" des *Ductus venosus* oder ein pulsatiler Fluss der *V. umbilicalis*) mit oder ohne Urin in der Harnblase des Spenders
- **Stadium IV:** Aszites oder Hydrops (Flüssigkeitsansammlung in einer oder mehreren Körperhöhlen) des Empfängers oder Spenders
- **Stadium V:** Tod eines Zwillings

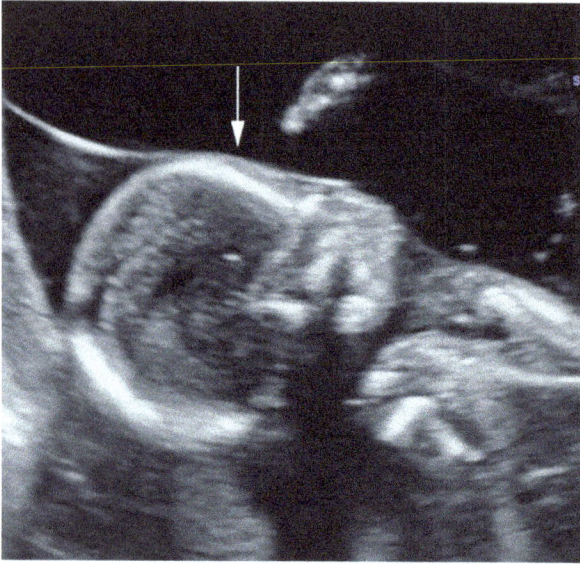

Abb. 8.11: Fetofetales Transfusionssyndrom (FFTS): deutliches Oligohydramnion beim Donor. Die Trennwand (Pfeil) legt sich dicht dem Feten an, oberhalb des Kopfes ist aber noch ein Fruchtwasserdepot sichtbar. In ausgeprägteren Fällen lässt sich das Amnion oft kaum noch darstellen.

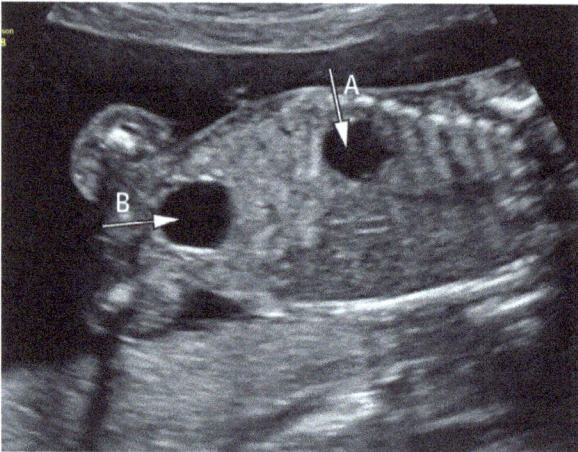

Abb. 8.12: Fetofetales Transfusionssyndrom, gleiche Untersuchung wie in Abb. 8.11, der andere Fet (Akzeptor) mit Hydramnion (auf diesem Schnittbild nicht beurteilbar) und deutlicher Magenfüllung (Pfeil A) und Blasenfüllung (Pfeil B).

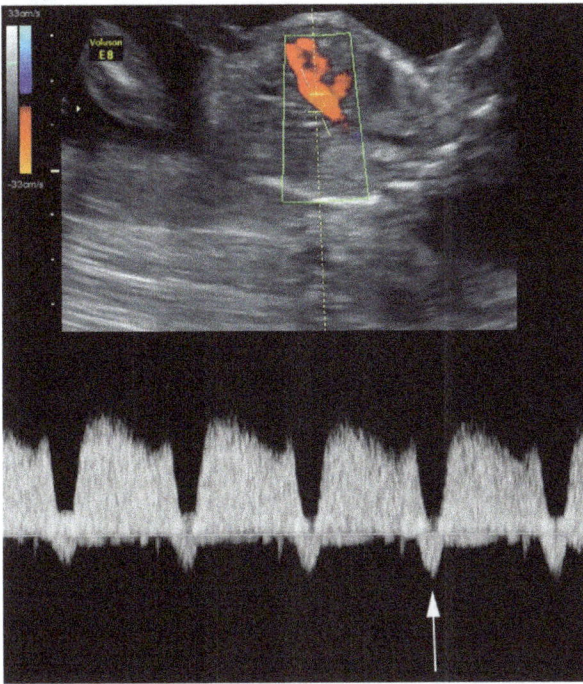

Abb. 8.13: FFTS, gleiche Schwangerschaft wie in Abb. 8.12, negative A-Welle im *Ductus venosus* des Akzeptors als Hinweis auf zunehmende kardiale Belastung und drohende Dekompensation.

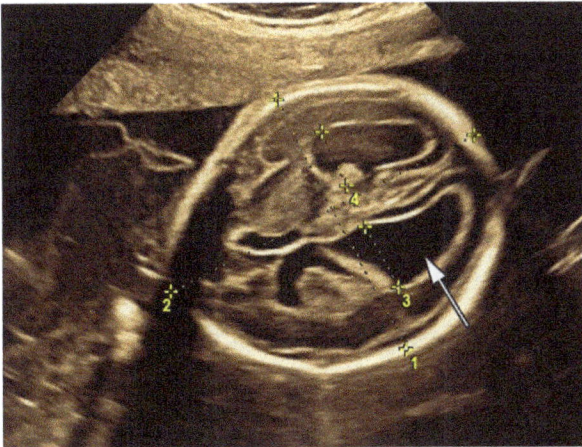

Abb. 8.14: Fetofetales Transfusionssyndrom: Ventrikulomegalie beim Akzeptor, in 5–10 % schon vor der Laserung bei ausgeprägtem fetofetalen Transfusionssyndrom nachweisbare Hirnläsionen.

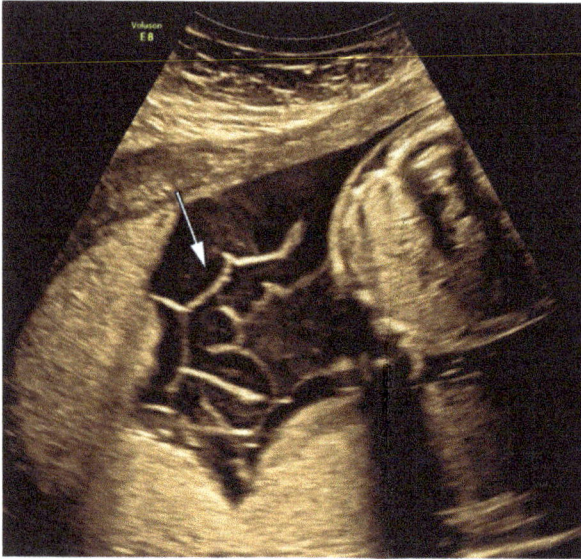

Abb. 8.15: Fetofetales Transfusionssyndrom: Kollabierte „überschüssige" Amnionhaut (Pfeil) nach Laserung und Ablassen des Hydramnions.

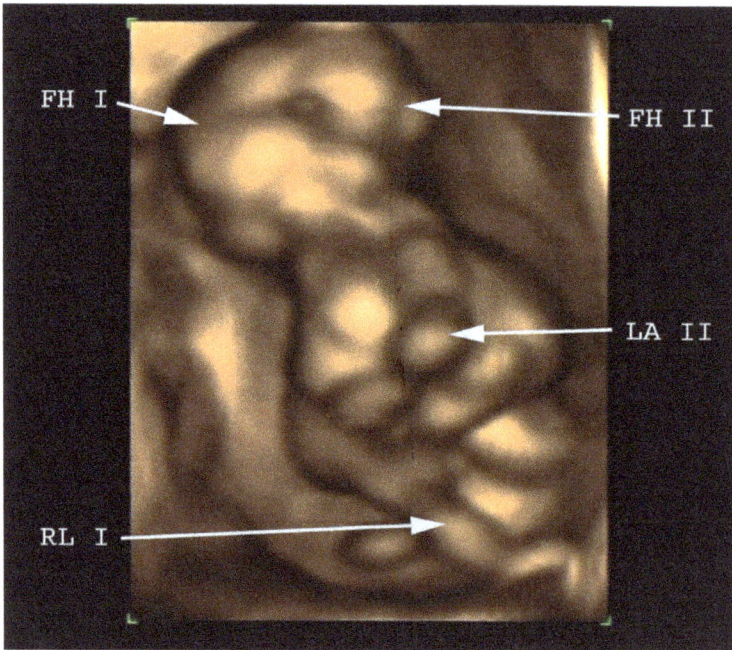

Abb. 8.16: Siamesische Zwillinge (thorako-abdomino Pagus) im *3D Surface Modus*. FH I: Kopf Fet 1; RL I: rechtes Bein Fet 1; FH II: Kopf Fet 2; LA II: linker Arm Fet 2.

Literatur

Mutterschaftsrichtlinien 2013
https://www.g-ba.de/informationen/richtlinien/19/
https://www.g-ba.de/informationen/richtlinien/anlage/171/ [Zugriff 8. 6. 2014]

IQWIG 2018
Nicht invasive Pränataldiagnostik (NIPT) zur Bestimmung des Risikos autosomaler Trisomien 13, 18
    und 21 bei Risikoschwangerschaften. www.iqwig.de/projekte_ergebnisseAuftrag S16-06 vom
    30.04.2018.

IQWIG 2012
https://www.iqwig.de/de/projekte_ergebnisse/projekte/gesundheitsinformation/p08_01_auf-
    klarung_einwilligung_und_arztliche_beratung_ zum_ultraschallscreening_in_der_schwanger-
    schaft.1205.html [Zugriff 8. 6. 2014].

ISUOG 2018, Sotiriadis A, et al.
Role of ultrasound in screening for and follow-up of pre-eclampsia. Ultrasound Obstet Gynecol.
    2019;53:7–22.

ISUOG 2017, Prayer D, et al.
Performance of fetal magnetic resonance imaging. Ultrasound Obstet Gynecol 2017; 49: 671 – 680

ISUOG 2016, Khalil A, et al.
ISUOG Practice Guidelines: role of ultrasound in twin pregnancy. Ultrasound Obstet Gynecol.
    2016;47:247–263.

ISUOG 2013, Carvalho JS
ISUOG Practice Guidelines (updated): sonographic screening examination oft he fetal heart. Ultra-
    sound Obstet Gynecol. 2013;41:348–359.

ISUOG 2013, Behide A, et al.
ISUOG Practice Guidelines: use of Doppler ultrasonography in obstetrics. Ultrasound Obstet
    Gynecol. 2013;41:233–239.

ISUOG 2010, Salomon LJ, et al.
Practice guidelines for the performance of the routine mid-trimester fetall ultrasound scan. Ultra-
    sound Obstet Gynecol. 2010: DOI 10.1002/UOG8831.

DEGUM 2018, Kozlowski P, et al.
Empfehlungen der DEGUM, der ÖGUM, der SGUM und der FMF Deutschland zum Einsatz von Erst-
    trimester-Screening, früher Fehlbildungsdiagnnostik, Screening an zellfreier DNA (NIPT) und
    diagnostischen Punktionen. Ultraschall in der Medizin. 2018. DOI: 10.1055/a-0631-8898

Deutsche Gesellschaft für Gynäkologie und Geburtshilfe: Leitlinien Doppler 2012
Standards in der Perinatalmedizin – Dopplersonographie in der Schwangerschaft. AWMF 015/019 S1.

Eurocat-Register 2014
http://www.eurocat-network.eu/accessprevalencedata/prevalencetables [Zugriff 10. 6. 2014].

Fetal Medicine Foundation
www.fetalmedicine.org.research
www.fetalmedicine.org.education

Abuhamad A, Chaoui R. A Practical Guide to Fetal Echocardiography; 3 rd edition, Lippincott, Williams and Wilkins. Wolter Kluwer, 2016.

Agathokleous M, et al. Metaanalysis of secon trimester marker for trisomy 21. Ultrasound Obstet Gynecol. 2013;41:247–261.

Akolekar R, et al. Prediction of early, intermediate and late preeclampsia from maternal factors, biophysical and biochemical markers at 11–13 weeks. Prenat Diagn. 2011;31:66–74.

Akolekar R, et al. Competing risk model in early screening for preeclampsia by biophysical and biochemical markers. Fetal Diagn Ther. 2013;33:8–15.

Akolekar R, et al. Procedure-related risk of miscarriage following amniocentesis and chorion villus sampling: a systematic review and meta-analysis. Ultrasound Obstet Gynecol. 2015;45:16–26.

Anthony M, et al. Using ultrasound in the clinical management of placental implantation abnormalities. American Journal Obstet Gynecol. 2015:70–77.

Becker R, et al. Doppler sonography of uterine arteries at 20–23 weeks: risk assessment of adverse pregnancy outcome by quantification of impedance and notch. J. Perinat. Med. 2002;30:388–394.

Becker R, et al. The relevance of placental location at 20–23 gestational weeks for prediction of placenta previa at delivery: evaluation of 8650 cases. Ultrasound Obstet. Gynecol. 2001;17(6):496–501.

Best S, et al. Promises, pitfalls and practicalities of prenatal whole exome sequencing. Prenatal Diagnosis. 2018;38:10–19.

Campbell S, et al. New Doppler technique for the assessing uteroplacental Blood Flow. The Lancet. 1983;321:675–677.

Chaoui R, et al. Aberrant right subclavian artery as a new cardiac sign in second-and third-trimester fetuses with Down syndrome. AJOG. 2005;192:257–263.

Chaoui R, et al. The thymic-thoracic ratio in fetal heart defects: a simple way to identify fetuses at high risk for microdeletion 22q11. Ultrasound Obstet Gynecol. 2011;37:397–403.

Chitayat D, et al. Diagnostic approach in prenatally detected genital abnormalities. Ultrasound Obstst Gynecol. 2010;35:637–646.

De Franco EA, et al. Vaginal Progesterone is associated with a decrease in risk for early preterm birth and improved neonatal outcome in women with a short cervix: a secondary analysis from a randomized, double-blind, placebo-controlled trial. Ultrasound Ob-stet Gynecol. 2007;30:697–705.

Ebbing C, et al. Prevalence, Risk factors and Outcomes of Velamentous and Marginal Cord Insertions: A Population-Based Study of 634 741 Pregnancies. PLOS one 2013; 8: e70380, DOI: 10.1371/journal.pone.0070380.

Eichhorn KH, et al. Qualitätsanforderungen an die DEGUM Stufe I bei der geburtshilflichen Ultraschalldiagnostik im Zeitraum 19 bis 22 Schwangerschaftswochen. Ultraschall in Med. 2006;27:185–187.

El-Haj N. Zervixverschlussoperation – Ein operativer Eingriff zur Verhinderung von Spätaborten und Frühgeburten. Dissertation, Charitè – Universitätsmedizin, Berlin 2012.

Entezami M, et al. First line softmarkers in routine screening – unacceptable high incidence Ultraschall in der Medizin. European Journal of Ultrasound. 2005:1.

Entezami M, et al. Uterine artery Doppler -the sampling point is critical. Ultrasound Obstet Gynecol. 2009;34(1):205.

Faber R, et al. Sonografische Beurteilung des unteren Uterinsegments in der. Schwangerschaft Frauenartz. 2017;58(10):825–833.

Fuchs I, et al. Störungen der Plazentation und Nabelschnurinsertion. Ultraschall in Med. 2008;29:4–23.

Fuchs I, et al. Immediate and long-term outcomes in children with prenatal diagnosis of selected isolated congenital heart defects. Ultrasound Obstet Gynecol. 2007;29:38–43.

Gomez O, et al. Reference ranges for uterine artery mean pulsatility index at 11–41 weeks of gestation. Ultrasound Obstet Gynecol. 2008;32:128–132.

Goya M, et al. Cervical pessary in pregnant women with a short cervix (PECEP): an open -label randomised controlled trial. Lancet. 2012. DOI 10.1016/S0140-6736(12)60030-0.

Hagen A, et al. Cardiac rhabdomyoma: prenatal diagnosis and postnatal outcome. Ultrasound Obstet Gynecol. 2012;40(S1):212. doi: 10.1002/ uog.11907.

Hagen A, et al. Spezielle Aspekte fetaler Risikosituationen bei Mehrlingen; in: Kontroversen in der Geburtsmedizin; akademos Wissenschaftsverlag GmbH, 2008, Hartmut Hopp (Hrsg); 1. Auflage, Seite 164–167.

Hagen A, et al. Suspicious Prenasal Skin Thickness-to Nasal Bone Length: Prevalence and Correlation with Other Markers in Second and Third Trimester Fetuses with Down Syndrome. Ultraschall in Med. 2015;36(05):501–506.

Hoopmann M, et al. Prenatal evaluation of the position of the fetal conus medullaris. Ultrasound Obstet Gynecol. 2011;38(5):548–552.

Hoopmann M, et al. Position of the conus medullaris in fetuses with skeletal dysplasia. Prenat Diagn. 2012;32:1–5.

Hui, et al. Editorial: How to safeguard competency and training in invasive prenatal diagnosis: 'the elephant in the room'. Ultrasound Obstet Gynecol. 2016;47:8–13.

Kleinrouweler CE, et al. The added value of second trimester uterine artery Doppler to patient characteristics in the identification of nulliparous women at increased risk for pre-eclampsia: an individual patientdata meta-analysis. Ultrasound Obstet Gynecol. 2013; doi:10.1002/uog.12435.

Köster O, et al. Multivalvuläres Vitium bei Mesokardie und persistierender oberer Hohlvene. Fortschr Röntgenstr. 1981;135(9):358–360.

Lees C, et al. Individualized risk assessment for adverse pregnancy outcome by uterine artery Doppler at 2 weeks. Obstet Gynecol. 2001;98:369–373.

Maya S, et al. Cut-off value of nuchal translucency as indication for chromosomal microarray analysis. Ultrasound Obstet Gynecol. 2017;50:332–335.

Merz E, et al. Aktualisierte Qualitätsanforderungen an die weiterführende differenziert Ultraschalluntersuchung in der pränatalen Diagnostik (= DEGUM-Stufe II) im Zeitraum von 18 + 0 bis 21 + 6 Schwangerschaftswochen. Ultraschall in Med. 2012;33:593–596.

Ohkuchi A, et al. Predicting the risk of pre-eclampsia and a small-forgestational-age infant by quantitative assessment of the diastolic notch in uterine artery flow velocity waveforms in unselected women. Ultrasound Obstet Gynecol. 2000;16:171–178.

Quintero RA, et al. Staging of twin-twin transfusion syndrome. Journal of Perinatology. 1999;19:550–555.

Ramsauer B. Mechanische Eingriffe zur Prävention eines Spätabortes oder einer extremen Frühgeburt. Gynäkologe. 2012;45:527–532.

Roberge S, et al. Prevention of perinatal death and adverse perinatal outcome using low dose aspirin: a meta-analysis. Ultrasound Obstet Gynecol. 2013;41:491–499.

Sarno L, et al. Prospective first-trimester screening for trisomies by cell-free DNA testing of maternal blood in twin pregnancy. Ultrasound Obstet Gynecol. 2016;47:705–711.

Sato H. A study for predicting toxemia of pregnancy by the diastolic notch in pulsed Doppler flow velocity waveforms of the uterine arteries – quantitative analysis of the diastolic notch as uterine arterial index (UTAI). (Article in Japanese). Nihon Sanka Fujinka Gakkai Zasshi. 1995;47(10):1055–1062.

Schmid M, et al. Cell-Free DANN Testing for Fetal Chromosomal Anomalies in clinical practice: Austrian-German-Swiss Recommendations for non-invasive prenatal tests (NIPT). Ultraschall in Med. 2015;36(5):507–510.

Schramm T, et al. Prenatal sonografic diagnosis of skeletal dysplasias. Ultrasound Obstet Gynecol. 2009:34:160–170.

Stepan H, et al. Predictive value of maternal angiogenic factors in second trimester pregnancies with abnormal uterine perfusion. Hypertension. 2007;49:818–824.

Timor-Tritsch IE, et al. Performing a Fetal Anomaly Scan at the Time of First Trimester Screening. Obstet Gynecol. 2009;113:402–407.

Volpe P, et al. Characteristics, associations and outcome of partial agenesis of the corpus callosum in the fetus. Ultrasound Obstet Gynecol. 2006;27:509–516.

Weinert IH. Die Singuläre Nabelarterie Historische Aspekte, Begleiterkrankungen und perinatales Outcome. Dissertation, FU Berlin 2005.

Wilhelm L, et al. The "equals sign": a novel marker in the diagnosis of fetal isolated cleft palate. Ultrasound Obstet Gynecol. 2010;36:439–444.

Wulf CB, et al. Risk of fetal loss associated with invasive testing following combined first-trimester screening for Down syndrome: a national cohort of 147987 singleton pregnancies. Ultrasound Obstet Gynecol. 2016;47:38–44.

www.ingramcontent.com/pod-product-compliance
Lightning Source LLC
Chambersburg PA
CBHW081517190326
41458CB00015B/5399